Kursbuch Migräne

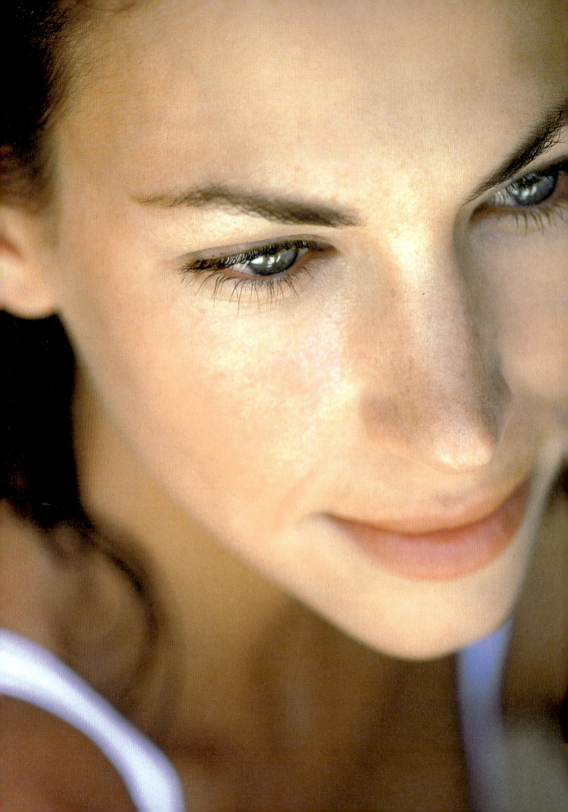

Prof. Dr. med. Dipl. Psych. Hartmut Göbel

Kursbuch Migräne

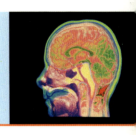

Neue Wege zur effektiven
Vorbeugung und Behandlung

INHALT

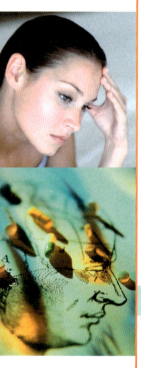

Vorwort 8

Volksleiden Migräne 10

Zu Unrecht verharmlost – die Folter im Kopf 12
Die volkswirtschaftliche Bedeutung 13
Wer leidet unter Migräne? 14
Migräne aus Sicht der Betroffenen 17

Eine Krankheit mit vielen Gesichtern 24

Was man unter Migräne versteht 26
Kopfschmerz hat zahlreiche Varianten 26
Aura – die Nerven spielen verrückt 28
Merkmale der Kopfschmerzphase 30
Sonderformen der Migräne 33
Der Kieler Kopfschmerzfragebogen 39

Kopfschmerzen kennt jeder. Schwierig sind hingegen die Suche nach den Ursachen und die Feststellung, ob es sich wirklich um Migräne handelt.

Wie es zu Migräne kommt 42

Die Suche nach Erklärungen 44

INHALT

Was man anno dazumal dachte 44

Migräneschmerz auf dem Prüfstand 45

Migräne als Durchblutungsstörung? 47

Migräne als Entzündungsschmerz? 49

Gehirn unter Hochspannung 50

Praxistauglich – die moderne Entstehungstheorie 53

Mögliche Auslöser der Attacken 58

Stress – für jeden etwas anderes 58

Der Schlaf-wach-Rhythmus 61

Von Alkohol bis Zitrusfrüchte 62

Weitere mögliche Auslöser 67

Migränefrei durch richtiges Verhalten   70

Attacken lindern und Anfällen vorbeugen 72

Am Anfang steht die Diagnose 72

Auslöser vermeiden 75

Das A & O – der geregelte Tagesablauf 76

Bringen Sie Bewegung in Ihr Leben 77

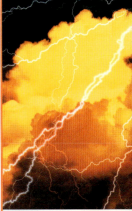

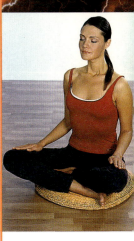

Höchste Anspannung oder harmonisierende Entspannung – zwischen diesen Polen müssen Migränepatienten eine Balance schaffen, um den quälenden Attacken vorzubeugen.

INHALT

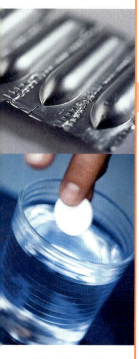

Seit einigen Jahren gibt es endlich sehr effektive und relativ nebenwirkungsfreie Medikamente gegen Migräneattacken. Wichtig sind dabei die genaue Abstimmung auf den Patienten und die richtige Anwendung.

Der schnelle Weg zur Entspannung 80

Die progressive Muskelentspannung 81
Biofeedback – Entspannung sehen 86
Weniger Stress – mehr Selbstsicherheit 89
Gemeinsam gegen den Schmerz – das Patientenseminar 94

Wirksame Mittel richtig anwenden   100

Medikamente und was dabei wichtig ist 102

Kopfschmerz durch Medikamente 102
Die richtige Selbstbehandlung 106
Mittel gegen Migräneattacken
bei leichter Beeinträchtigung 107
Mittel gegen Migräneattacken
bei schwerer Beeinträchtigung 111
Triptane – die Mittel der Wahl 113
Sumatriptan – der Stammvater 116
Weitere Triptane 119
Sonderfall Status migränosus 128
Typische Behandlungsfehler 129
Vorbeugen mit Medikamenten 132
Neuere Entwicklungen 140

INHALT

Unkonventionelle Verfahren 143
Methoden von A bis Z 143

Besonders betroffen – Frauen und Kinder 150

Die Rolle der weiblichen Hormone 152
Menstruation und Migräne 152
Schwangerschaft und Migräne 153
Die Antibabypille als Auslöser? 156
Wechseljahre und Migräne 157

Migräne – ein echter Spielverderber 158
Was bei Kindern anders verläuft 158
Mögliche Attackenauslöser 159
Kinder brauchen eine besondere Medikation 166

Wichtige Kontaktadressen 168
CDs für Entspannungsübungen 170
Weiterführende Literatur 171
Über dieses Buch 172
Register 173

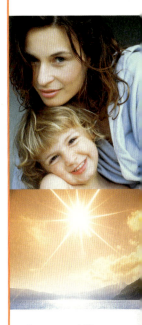

Frauen und Kinder leiden weitaus häufiger unter Migräne als Männer. Besonders bei Kindern spielt die Vorbeugung eine große Rolle, da für sie bei einer akuten Attacke nur wenige Medikamente geeignet sind.

Vorwort

Hämmern im Kopf, das nicht aufhört. Das Leben ist finsterer Abgrund, das Dasein vollkommene Qual, Übelkeit und Schmerz. Wenn man Glück hat, ist es nach einigen Stunden vorbei, wenn man Pech hat, hält es noch drei Tage an.

Bei einigen Betroffenen kündigen sich die Anfälle an. Schon drei Tage vor dem Anfall glimmt die Zündschnur. Boten sind bleierne Müdigkeit, lähmende Abgeschlagenheit, genervte Reizbarkeit oder traurige Niedergeschlagenheit. Aber auch überschäumende Kreativität, sprühender Einfallsreichtum, dahineilendes Angetriebensein, hochtourige Rastlosigkeit, unerschöpflich scheinende Durchhaltekraft, verlangender Heißhunger nach Süßem oder unbremsbares Gähnen.

Bei einem Teil der Opfer treten vor dem Schmerzanfall langsam sich ausbreitende Lichterscheinungen auf: Zickzacklinien im Gesichtsfeld, gleißendes Licht oder sirrendes Flimmern. Sie können begleitet sein von Schwindel, Kribbelmissempfindungen, Sprachstörungen, Konzentrationsschwierigkeiten, Müdigkeit oder sogar Bewusstlosigkeit. Aura wird dieser Abschnitt der Anfälle genannt. Diese Auren entwickeln sich im typischen Fall über 20 bis 30 Minuten und klingen dann langsam wieder ab.

> Nach einem Migräneanfall bleibt die Angst. Denn bald, vielleicht schon morgen, meldet er sich wieder, der Presslufthammer im Kopf, der das Leben zeitweise zur Hölle macht.

Spätestens nach einer Stunde brechen die Schmerzen aus. Jede Bewegung und Erschütterung verstärken sie. Sie hämmern und klopfen wie die Kolben der Titanic unter Volldampf. An eine Fortsetzung der Tätigkeit ist nicht zu denken. Man zieht sich zurück, sucht sein Schlafzimmer auf, leidet abgeschieden bis zu drei Tage. Gerüche, Geräusche und Licht schmerzen. Rollläden und Türen sind geschlossen, wieder hat das Leiden erbarmungslosen Hausarrest verhängt. Übelkeit, würgender Brechreiz und unstillbares Erbrechen im Schwall erschöpfen und stellen den Lebenswillen infrage.

In Deutschland werden täglich 900 000 »Menschentage« durch diese Anfälle zerstört. Nur drei von zehn Betroffenen wissen, dass der Name dieser Qualen Migräne lautet. Viele wechseln enttäuscht den Arzt, ändern die Behandlung durchschnittlich rund achtmal pro Jahr. Man geht zu Wunderheilern, lässt sich den Hals einrenken, verstellt sein Bett, Zähne werden gezogen, Brillen neu angepasst. Jedoch: Die Kopfschmerzen bleiben. Die meisten Betroffenen haben kein Konzept zu ihrer Erkrankung.

Rund 200 Kopfschmerzformen werden heute unterschieden. Die Migräne selbst tritt in mehr als 20 Unterformen in Erscheinung. Der Weg zur wirksamen Behandlung führt nicht über eine einzelne Wundermethode. Grundlage für die wiederkehrenden Schmerzattacken ist eine erhöhte Empfindlichkeit des Nervensystems für plötzlich auftretende äußere oder innere Reizeinwirkungen. Diese besondere Empfindlichkeit ist durch die angeborene Erbinformation mitbedingt. Dadurch wird bei starken Reizveränderungen eine übermäßige Freisetzung von Nervenübertragungsstoffen im Gehirn ausgelöst. Folge ist eine schmerzhafte Entzündung an den Blutgefäßen des Gehirns. Die moderne Migränetherapie greift daher auf allen wichtigen Entstehungsebenen des Leidens ein: Richtiges Verhalten reduziert die Reizüberflutung und harmonisiert die Reizverarbeitung im Nervensystem. Vorbeugende Maßnahmen stabilisieren die übermäßige Empfindlichkeit des Gehirns. Medikamente zur Attackenbehandlung stoppen die Entzündungen der Blutgefäße in den Hirnhäuten.

Der Satz »Mach' mich gesund« gilt bei Migräne nicht. Man muss selbst den Hauptteil beitragen. Die Informationen dieses Buches sollen helfen, die Entstehung der Migräne zu verstehen und individuell wirksame Behandlungen zu finden. Ich wünsche Ihnen viel Erfolg bei der Bewältigung Ihrer Migräne.

Kiel, im April 2003   *Prof. Dr. med. Dipl. Psych. Hartmut Göbel*

Dieses Buch habe ich geschrieben, um dem »Migräne-Analphabetismus« entgegenzuwirken. Migräne ist eine eigenständige Krankheit, kein Symptom von irgendetwas anderem. Die Wissenschaft hat in den vergangenen Jahren faszinierende Fortschritte in der Diagnostik und in der Behandlung erzielt. Migräne muss und darf nicht hingenommen werden.

Betroffene wissen es ganz genau: Migräne ist kein harmloses Wehwehchen von überempfindlichen Seelen oder eine Ausrede, um mal am Arbeitsplatz blau zu machen – es ist eine Krankheit, die immer mehr Menschen das Leben tagelang zur Hölle macht und unser Gesundheitssystem belastet.

Volksleiden Migräne

Zahlen, Fakten und Schicksale

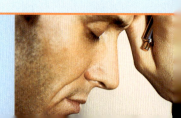

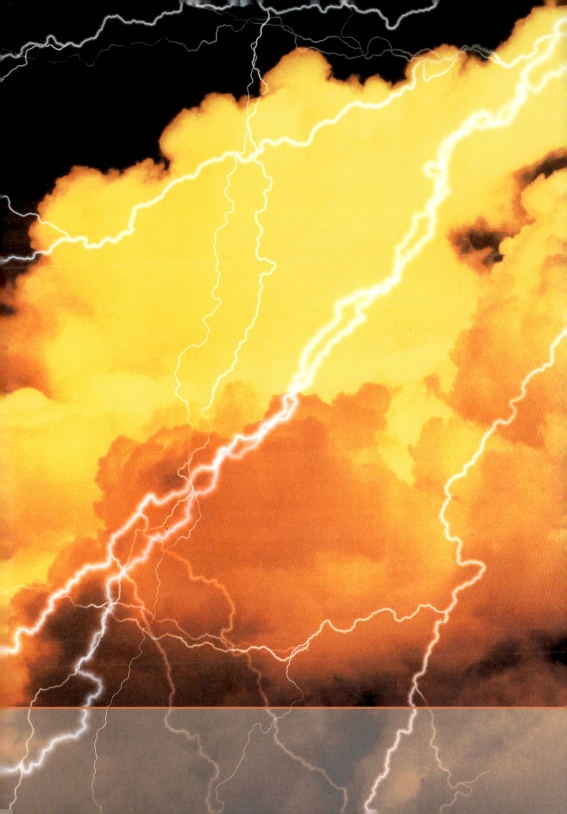

> Die immense Behinderung durch Migräne ist für Außenstehende nur schwer nachvollziehbar. Im Röntgenbild finden sich keine Auffälligkeiten, Blutwerte und andere Untersuchungsbefunde sind normal. Die Ärzte sagen, alles sei in Ordnung, sie könnten nichts finden. Migräne – eine Erkrankung ohne Binde oder Gips, auf die man verweisen kann.

Zu Unrecht verharmlost – die Folter im Kopf

Vorurteile über Migräne halten sich hartnäckig. Sie spiegeln sich wider in Sprüchen wie »Erwin ist heute nicht an seinem Arbeitsplatz – hat mal wieder seine Migräne bekommen« oder auch »Migräne ist, wenn Frauen keine Lust auf Sex haben«. Das alles ist Unsinn. Denn Migräne ist etwas ganz anderes: immer wieder auftretende schwere Kopfschmerzanfälle, bei denen virtuelle Presslufthämmer bis zu drei Tage im Kopf dröhnen, bei denen die Schmerzen hinter den Augen und in der Schläfe kaum auszuhalten sind, den Kopf zum Bersten bringen. An Arbeiten ist nicht zu denken. Nichts geht mehr, Kinder und Partner bleiben sich überlassen. Jede noch so kleine Bewegung verstärkt den Schmerz ins Unerträgliche. Alles, was man sich vorgenommen hat, alle Pläne, alle Termine, alle Verabredungen, alles wieder umsonst – gestrichen.

Für Tage ans Bett gefesselt

Die Attacken kommen, wenn man sie überhaupt nicht brauchen kann. Zweimal, dreimal oder sogar viermal im Monat. Die Anfälle dauern jeweils bis zu drei Tage. Jedes Geräusch tut weh, Licht blendet und schmerzt – das Öffnen der Augenlider ist eine einzige Qual. Jeder Geruch ist unerträglich und intensiv widerlich. Permanente Übelkeit und würgender Brechreiz lassen das Elend noch höllischer werden. Es bleibt nicht dabei – schwallartiges Erbrechen nimmt einem die letzte Kraft. Migräne, das bedeutet drei Tage Hausarrest im abgedunkelten Zimmer, gebunden an Bett und Toilette, Schmerztabletten. Migräne bedeutet Unverständnis von anderen und für den Betroffenen Angst, die Zeit wieder nicht aufholen zu können.

Die volkswirtschaftliche Bedeutung

Zwei von drei erwachsenen Deutschen (etwa 66 Millionen) leiden zumindest zeitweilig unter Kopfschmerzen. Das sind rund 47 Millionen Menschen. Von diesen wiederum sind fast 18 Millionen von Migräne betroffen, weitere 25 Millionen von Kopfschmerzen vom Spannungstyp, der Rest mit knapp vier Millionen leidet unter anderen Formen, wie beispielsweise dem Cluster-Kopfschmerz und vielen weiteren Formen.

Das ist schon eine erhebliche Zahl: 18 Millionen Migränekranke, die meisten davon erwerbstätig. Nimmt man den Durchschnitt der Anzahl an Migräneattacken pro Monat und die durchschnittliche Dauer einer Attacke und geht davon aus, dass ein Migränekranker nicht fähig ist zu arbeiten oder einer sinnvollen Freizeitbeschäftigung nachzugehen, so ergibt sich daraus, dass pro Tag 900 000 »Menschentage« durch die Migräne verloren gehen.

Auch ein immenser Kostenfaktor

900 000 »Menschentage« bedeuten nicht nur eine individuelle Einbuße an Lebensqualität – teilen wir die Zahl einmal durch sieben und ziehen die »unproduktiven« Wochenenden ab, so bleiben immer noch knapp 650 000 Tage, die jeden Tag als Arbeitszeit verloren gehen. Rechnen wir das doch einmal hoch: 650 000 mal 220 Arbeitstage im Jahr gleich 143 Millionen Arbeitstage, die jedes Jahr durch die Migräne zerstört werden.

Allein die Kosten durch Arbeitsausfall betragen im Jahr etwa 15 Milliarden Euro. Hinzu kommen rund 27 Milliarden Euro für die Behandlung in Krankenhäusern (gut 90 000 Behandlungstage pro Jahr) sowie ein Gutteil der rund eine Milliarde Euro jährlich, die in Deutschland für frei verkäufliche Schmerzmittel ausgegeben werden. Für die

---

Für Männer werden von Statistikern pro Jahr Arbeitsausfall 29 191 Euro berechnet, für eine Frau nur 17 340 Euro. Mitteln wir nun das Ganze, so kommen wir auf einen Wert von 23 265 Euro. Was bedeutet das für die Migräne? Also rechnen wir: 23 265 Euro durch 220 Arbeitstage gleich 105,75 Euro. Das Ergebnis multiplizieren wir mit 143 Millionen: Das ergibt 15 122 250 000 – also gute 15 Milliarden Euro.

ambulante Behandlung bei niedergelassenen Ärzten liegen leider keine bestätigten Zahlen vor. Jedoch werden auch hier mit Sicherheit einige Milliarden Euro im Jahr anfallen. Allein die gesicherten Kosten der Migräne liegen also bei gut 43 Milliarden Euro. Das entspricht immerhin fast der Höhe des Haushaltsetats 1999 des Bundes für Verkehr, Bau und Wohnungswesen sowie des Verteidigungshaushalts, für die zusammen rund 50 Milliarden Euro angesetzt waren. Oder, um es etwas anschaulicher auszudrücken: 43 Milliarden Euro entsprechen 1 346 585 durchschnittlichen Netto-Haushaltseinkommen pro Jahr – 1,346 Millionen Haushalte könnten von dem Geld ein Jahr lang über die Runden kommen. Man kann also mit Fug und Recht behaupten, dass die Migräne eine Erkrankung mit hoher volkswirtschaftlicher Bedeutung ist.

> Schulbildung, Größe des Wohnortes und Bundesland spielen keine Rolle beim Auftreten der Migräne. Wohl aber das Alter und das Geschlecht: Besonders betroffen sind Kinder und Frauen sowie allgemein Menschen in jüngerem Lebensalter.

Wer leidet unter Migräne?

Wie viele Menschen innerhalb bestimmter Zeiträume an einer Krankheit leiden, wodurch sich die Betroffenen auszeichnen (z. B. Altersgruppe, Raucher oder nicht) und welche sozialen Folgen die Erkrankung hat – all dies und vieles Weitere herauszufinden, ist Sache einer medizinischen Disziplin, die sich Epidemiologie nennt. Doch in Deutschland ist diese Disziplin sehr vernachlässigt worden.

Erst im Jahre 1993 wurde eine repräsentative deutsche Studie zum Auftreten von Kopfschmerzerkrankungen durchgeführt. Diese Untersuchung basiert auf den Angaben einer Gruppe von 5000 repräsentativ ausgewählten Erwachsenen und umfasst auch Daten zu Geschlecht, Altersgruppe, Schulbildung, Ortsgröße und Region. Alle im Folgenden genannten Fakten entstammen dieser Studie oder – etwa im Falle des Auftretens der Migräne bei Kindern – repräsentativen Untersuchungen aus anderen Ländern.

Immer mehr Kinder zeigen Migränesymptome

Laut einer skandinavischen Studie vom Anfang der 1960er Jahre sind von den sieben- bis neunjährigen Kindern 2,5 Prozent von Migräne betroffen, in der Altersgruppe zehn bis zwölf bereits 4,6 Prozent und von den 13- bis 15-Jährigen ganze 5,3 Prozent – also etwa jedes 20. Kind. Auch wenn die Erhebungen zu dieser Studie mittlerweile schon 40 Jahre alt sind, so wurden ihre Ergebnisse von neueren Untersuchungen im Wesentlichen bestätigt.

Besonders zu denken gibt eine finnische Studie aus dem Jahr 1974, die mit derselben Zielrichtung im Jahr 1992 wiederholt wurde. Danach litten im Jahr 1974 »nur« 1,9 Prozent der siebenjährigen Jungen und zwei Prozent der gleichaltrigen Mädchen unter Migräne. Bei der Wiederholung 18 Jahre später waren es bereits 6,3 Prozent der Jungen und 5 Prozent der Mädchen. Für das Auftreten von allen Kopfschmerzformen inklusive Migräne ergab sich sogar eine Steigerung von 14,6 Prozent (Jungen und Mädchen) im Jahr 1974 auf 51,5 Prozent im Jahr 1992.

Auch wenn die Prozentangaben nicht exakt auf deutsche Verhältnisse übertragbar sein mögen, so weisen sie doch auf eine Verdreifachung der Migränehäufigkeit bzw. eine Zunahme um den Faktor 3,5 bei Kopfschmerzen allgemein in diesem Lebensalter hin.

Die finnische Untersuchung ergab in der Wiederholung nicht nur eine stark gestiegene Anzahl der von Migräne betroffenen Kinder, auch die Anzahl der Kopfschmerzattacken je Monat hatte zugenommen. Mehr zum Thema »Kinder und Migräne« erfahren Sie ab Seite 158.

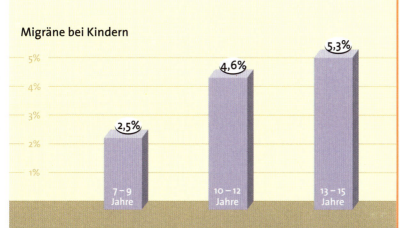

Die Grafik zeigt die Ergebnisse einer skandinavischen Studie – diese Zahlen aus den 1960er Jahren sind inzwischen sogar gestiegen (Quelle: M. Sillanpää 1994).

VOLKSLEIDEN
MIGRÄNE

Frauen sind häufiger betroffen

Wie wir im letzten Abschnitt gesehen haben, leiden Jungen häufiger unter Migräne als Mädchen. Dies ist im Erwachsenenalter genau umgekehrt. Auf das gesamte Leben gerechnet (so genannte Lebenszeitprävalenz), erkranken 27 Prozent der Erwachsenen irgendwann an Migräne. Betrachtet man jedoch die Geschlechter getrennt, so sind 32 Prozent der Frauen, aber nur 22 Prozent der Männer betroffen. Das entspricht einem Verhältnis von 1,45 zu 1. Mit anderen Worten: Frauen sind um knapp 50 Prozent häufiger migränegeplagt.

Mit steigendem Lebensalter lassen die Attacken nach

Interessant wird es aber auch, wenn wir uns das Auftreten der Migräne auf ein Jahr berechnet ansehen (siehe Grafik unten). Die zugrunde liegende Frage lautet: »Hatten Sie im vergangenen Jahr Migräneanfälle?« – wobei wir nun sowohl das Geschlecht als auch das Lebensalter mit einbeziehen: Man erkennt hier deutlich nicht nur die unterschiedliche Häufigkeit bei Frauen und Männern, sondern auch den Verlauf durch die Lebensalter. Wir sehen einen Scheitelpunkt sowohl bei Frauen als auch bei Männern um das 30. Lebensjahr herum. Danach fallen beide Kurven flacher werdend ab. Mit anderen Worten: Je älter wir werden, desto weniger häufig wird die Migräne.

> In weiten Kreisen gilt Migräne immer noch als nicht ganz ernst zu nehmendes »Frauenleiden«. Dennoch beweist die Zahl von 22 Prozent betroffener Männer, dass es sich bei der Migräne keineswegs um eine reine Frauenkrankheit handelt.

> Am meisten unter Migräne zu leiden haben Menschen zwischen dem 25. und 35. Lebensjahr, wie die Grafik zeigt. Frauen sind dabei in weit höherem Maße betroffen als Männer.

Auftreten der Migräne in einem Jahr nach Lebensalter

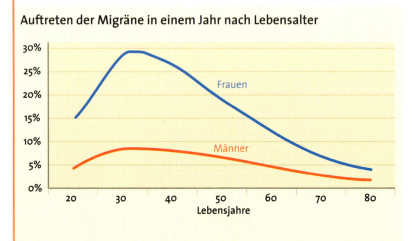

Ist Migräne erblich?

Es existiert eine Vielzahl von Untersuchungen, die eine familiäre Häufung der Migräne belegen. Doch diese Studien haben zwei entscheidende Schwachpunkte: Sie gehen von sehr unterschiedlichen Definitionen der Migräne aus, und sie sind an sehr unterschiedlichen Personengruppen durchgeführt worden (verschiedenen Altersgruppen, ambulanten und stationären Patienten usw.). Tatsache ist, dass es mit Ausnahme einer kleinen Untergruppe von Patienten mit so genannter familiärer hemiplegischer Migräne bislang keine Belege für eine Erblichkeit der Migräne gibt.

Doch eine familiäre Häufung lässt sich zwanglos auch auf andere Weise erklären:

▸ So ist die Wahrscheinlichkeit, dass in einer Familie mehr als ein Fall von Migräne auftaucht, schon deshalb außerordentlich hoch, weil es eben so viele Migränekranke gibt.

▸ Zudem gibt es eine ganze Reihe von Verhaltensfaktoren, die für Migränekranke typisch sind und die natürlich in der Familie weitergegeben werden können. Vereinfacht ausgedrückt: Verhalten, das Migräne begünstigt, kann auch gelernt werden.

▸ Ein dritter Punkt ist die gleiche Umgebung der Familienmitglieder und mithin auch gleiche Umweltfaktoren, die bei der Auslösung der Migräne eine Rolle spielen können.

Migräne aus Sicht der Betroffenen

Bei vielen Erkrankungen wissen die Patienten ausnehmend gut über ihre Krankheit Bescheid. Nehmen Sie nur die verschiedenen Formen der koronaren Herzkrankheit wie Angina pectoris oder Herzinfarkt. Sie kennen die korrekten Bezeichnungen, haben eine klare Vorstellung davon, wie die Krankheit entsteht (Bluthochdruck, Arteriosklerose),

> Einige Autoren behaupten steif und fest, dem Faktor Vererbung käme bei der Migräne ein hoher Stellenwert zu. Ob sie möglicherweise irgendwann Recht behalten, sei dahingestellt. Eine empirische Basis, also zuverlässige Studien, die dies belegen würden, hat ihre Aussage nicht und ist somit zumindest weiterhin in den Bereich der Annahmen zu verweisen.

> Es gibt aus Sicht der Patienten kein modernes Wissen zu den verschiedenen Kopfschmerzerkrankungen und entsprechend auch keine spezifischen therapeutischen Strategien, die bei den verschiedenen Kopfschmerzen genutzt werden könnten.

und kennen zumindest einige Behandlungsverfahren (z. B. Bypass-Operation, Ballonkatheter). Nicht so Patienten mit Kopfschmerzerkrankungen. Obgleich Kopfschmerzen in ihren verschiedenen Facetten zu den alltäglichsten und häufigsten Krankheiten überhaupt gehören, mangelt es gravierend an Wissen darüber.

Schon beim Namen hapert es

In der bereits erwähnten repräsentativen Befragung von 5000 Deutschen wurde auch ermittelt, wie die Betroffenen ihre Kopfschmerzen selbst bezeichnen. Befragt wurden nur solche Patienten, die tatsächlich unter Migräne litten.

▶ Nur knapp ein Drittel dieser Patienten (27 Prozent) bezeichnete die Kopfschmerzen als Migräne.

▶ Sechs Prozent verwendeten Bezeichnungen wie Stresskopfschmerz.

▶ Vier Prozent meinten, ihre Kopfschmerzen seien auf das Wetter zurückzuführen.

▶ Ein Prozent meinte, sie seien psychisch bedingt und sprach z. B. von »nervlich bedingten« Kopfschmerzen.

▶ Eine weitere Gruppe von sechs Prozent der Patienten benennt ihre Kopfschmerzen schlicht durch Beschreibung der subjektiven Symptome, z. B. »Klopf-« oder »Reißkopfschmerz«. Eine dritte Gruppe klassifiziert die Migräne auf der Basis von vermeintlichen organischen Veränderungen. Entsprechend benennen neun Prozent der Migränepatienten ihren Kopfschmerz als »Verspannungs-«, »Menstruations-«, »Verschleiß-«, »Kreislauf-« oder »Hormonkopfschmerz«.

▶ Besonders gravierend aber ist, dass 48 Prozent der Betroffenen überhaupt keinen Begriff für ihren Kopfschmerz haben. Aus diesen Zahlen wird deutlich, dass es in der Bevölkerung keinerlei allgemein gültige Konzepte für die Bezeichnung und Klassifizierung von Kopfschmerzen gibt. Kopfschmerzen werden einfach erduldet.

VERMUTUNGEN
STATT FAKTEN

Von Patienten vermutete Migräneursachen

Erkrankung des Bewegungsapparats	75%
Kreislaufprobleme	25%
Bandscheiben- oder Wirbelsäulenschäden	14%
Hormonelle Ursachen	12%
Lebensführung (Stress)	11%
Kiefer, Hals, Nasen, Ohren, Augen	11%
Kopfverletzung, Gehirnerschütterung	6%
Umweltbedingt	5%
Abnutzung	3%
Stoffwechselprobleme	3%
Allergie	1%

Ursachen der Migräne aus Patientensicht

Auch zur Entstehung der eigenen Kopfschmerzen gibt es bei Migränepatienten ganz unterschiedliche Meinungen. Jeder Zweite geht davon aus, dass eine körperliche Ursache der Migräne besteht, 26 Prozent nehmen an, dass keine körperliche Ursache vorliegt, während 24 Prozent überhaupt keine spezielle Meinung dazu haben, wie ihre Kopfschmerzen entstehen.

Jene 50 Prozent aber, die eine körperliche Ursache annehmen, nennen die verschiedensten möglichen Ursachen (Mehrfachnennungen möglich, siehe Tabelle oben).

Es zeigt sich auch hier, dass in Deutschland quasi ein »Kopfschmerz- und Migräneanalphabetismus« in der Bevölkerung besteht. Wissenschaftliche Erkenntnisse zur Migräneentstehung haben im Gesundheitswissen der Bevölkerung noch so gut wie keinen Niederschlag gefunden.

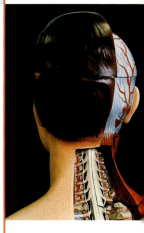

Kopfschmerz – was dabei in der Anatomie von Schädel, Gehirn und Nackenwirbelsäule passiert, ist Betroffenen oft unbekannt.

> Die Skeptik unter Migränekranken ist groß. Manche haben auch schlicht und ergreifend keine Lust, ihre Zeit im Wartezimmer zu »verplempern«, zumal der Arzt ihnen vermutlich ohnehin nicht helfen kann und es Schmerzmittel sowieso frei in der Apotheke zu kaufen gibt.

Nur wenig Vertrauen in den Arzt

Das Vertrauen in die Ärzteschaft bezüglich einer Migräneerkrankung fällt eher dürftig aus: Nur knapp zwei Drittel der Migränepatienten holen sich im Laufe ihres Lebens mindestens einmal Rat bei einem Arzt. Ganze 38 Prozent verzichten völlig darauf. Das trifft vor allem auf jüngere Menschen zu. Die Gründe für den Verzicht auf eine ärztliche Konsultation sind ganz unterschiedlich.

▶ Jeder Zweite meint, der Arzt sei nicht der richtige Ansprechpartner in Sachen Migräne. Diese Menschen sind der Ansicht, dass es ja doch keinen Sinn mache, weil die Schmerzen nicht ständig auftreten und ohnedies von allein wieder abklingen.

▶ Viele Betroffene stellen jedoch auch den Ärzten ein schlechtes Zeugnis aus: »Die kümmern sich ja sowieso nicht um meine Kopfschmerzen.« Sie haben kein Vertrauen in den Arzt, trauen ihm keine kompetente Behandlung ihrer Beschwerden zu.

▶ Ein weiterer Teil der »arztscheuen« Migräniker meint, dass sie ihre Schmerzen ganz gut selbst behandeln könnten und dass eine Untersuchung deshalb nicht nötig sei.

Kurzabfertigung ist an der Tagesordnung

Der Tenor aber ist ziemlich eindeutig und sollte der Ärzteschaft zu denken geben. Um es einmal etwas überspitzt zu formulieren: Was sollte man wohl davon halten, wenn gut ein Drittel der Autofahrer lieber versuchen würden, ihr Kfz selbst zu reparieren, weil sie kein Vertrauen in die Werkstätten hätten?

Offenkundig wird von medizinischer Seite noch wenig dafür getan, dass man ihr in Sachen Kopfschmerz die nötige Kompetenz zutraut. Das liegt sicher auch an der Zeit, die manche Ärzte ihren Patienten und deren Kopfschmerzen widmen: Im Rahmen einer »Drei-Minuten-Sprechstunde« lässt sich gewiss weder eine verlässliche Diagnose stellen noch ein angemessener Behandlungsplan entwickeln. Die Enttäuschung der Patienten wird durch ein solches Verhalten natürlich programmiert. Und dass diese Negativerfahrungen anderen Leidensgenossen mitgeteilt werden und deren Verhalten dann ebenfalls prägen, liegt auf der Hand.

Informationsquellen zur Selbstbehandlung

Zu dem eben Gesagten passt Folgendes:
- 15 Prozent der Migränekranken haben ihr Wissen um die Behandlung der Schmerzen von Freunden und Bekannten.
- Nur sieben Prozent folgen bei der Selbstbehandlung dem Rat eines Arztes – ebenso viele, wie sich gemäß irgendwelcher Fernseh-, Zeitschriften- oder Hörfunkwerbung therapieren.
- Immerhin 18 Prozent folgen den Empfehlungen eines Apothekers. Die meisten aber behandeln sich so, wie es ihnen in den Medien empfohlen wird oder wie sie es im Kreise der Familie gelernt haben – mit Ratschlägen, die oft über Generationen weitergegeben wurden.

Angesichts leerer Kassen des Gesundheitssystems fällt es vielen Migränikern noch schwerer, sich konsequent auf die Suche nach einem Spezialisten für ihre Krankheit zu begeben. Es lohnt sich aber, dieses Ziel energisch zu verfolgen, auch wenn es vielleicht mehrfache Arztbesuche bedeutet.

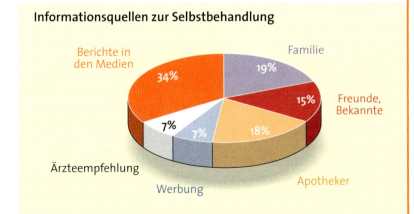

Nur ein geringer Anteil von Migränikern vertraut auf den Rat von Ärzten und Apothekern zur Selbstbehandlung, wie die Grafik zeigt. Meist wird einfach ausprobiert, was von Bekannten oder in den Medien empfohlen wird.

Freiverkäufliche Schmerzmittel sind das Nahe liegendste, um eine Migräneattacke zu lindern. Damit sie aber auch wirksam sind, müssen Einnahmezeitpunkt und Dosierung stimmen.

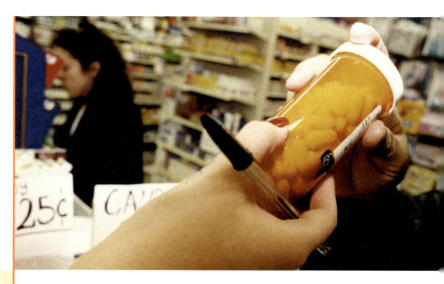

Die falsche Selbstbehandlung mit freiverkäuflichen Schmerzmitteln ist teuer und riskant: Bei zu häufigem Gebrauch droht eine Kopfschmerz verschlimmernde Abhängigkeit von den Tabletten, bei zu vorsichtiger Dosierung dagegen bleibt die erhoffte Wirkung aus.

Selbstbehandlung mit Medikamenten

Die meisten Migränepatienten werden durch ihre Erkrankung so sehr behindert, dass sie zwangsläufig irgendeine Form von Behandlung beginnen. Am nahe liegendsten ist es, sich in der Apotheke ein freiverkäufliches Schmerzmittel zu besorgen. Bei der Selbstbehandlung mit Medikamenten zeigt sich aber, dass zwei von drei Patienten eine zu geringe Dosis einnehmen. Nur etwa ein Drittel der Betroffenen nimmt zwei Tabletten (1000 Milligramm Acetylsalicylsäure oder Paracetamol) oder mehr und ist damit im Bereich einer wirksamen Dosis. Bei ärztlich verordneten Schmerzmitteln ist das Verhältnis etwas besser: Nur ein Drittel der Patienten nimmt eine zu geringe Dosis ein.

Von wem erwarten Patienten Hilfe?

Von jenen, die überhaupt ärztliche Hilfe suchen, wenden sich die allermeisten Patienten an den Hausarzt bzw. Allgemeinmediziner. Auf Platz zwei des Ärzterankings stehen nahezu auf gleicher Höhe

Neurologen, Internisten und Orthopäden. Danach kommen gleich Heilpraktiker, Psychiater und Psychologen, Augenärzte, Homöopathen, Gynäkologen, Hals-Nasen-Ohren-Ärzte, Hautärzte, Akupunkteure und Chirotherapeuten.

Bei der Diagnose ist alles möglich

Dass bei einem solch bunten Sammelsurium von Berufsgruppen nicht überall mit der gleichen Fachkompetenz in Sachen Kopfschmerz zu rechnen ist, dürfte einleuchten. Entsprechend unterschiedlich fallen die Diagnosen aus. Die erwähnte Studie an 5000 Personen ergab denn auch ein erschreckendes Ergebnis: Von jenen Patienten, die alle Kriterien der Migräne erfüllen, bekamen nur 26 Prozent tatsächlich mitgeteilt, dass sie an einer Migräne leiden. Auf den Punkt gebracht bedeutet das: Drei von vier Patienten gehen mit der falschen oder ganz ohne Vorstellung zur Diagnose nach Hause.

Um noch einmal auf das Vertrauen zu den Ärzten zurückzukommen: Wundert es angesichts dieser Zahlen noch jemanden, wenn zahlreiche Kopfschmerzpatienten sich mit ihrer Erkrankung nicht ernst genommen fühlen und lieber zur Selbsthilfe und im Volksmund überlieferten Erklärungen greifen?

Migräneattacken treten meist über viele Jahre mehr oder minder häufig immer wieder auf. Anteilnahme und Geduld von Familie und Arbeitskollegen sind bald verbraucht, und der Betroffene soll bitte möglichst »leise leiden«. Kein Grund zur Verbitterung: Tatsächlich kommt es in erster Linie auf Sie selbst an, um einen Weg aus der Krankheit zu finden.

Diagnosen bei bestehender Migräne

Migräne	Keine Diagnose	Störungen des Bewegungsapparats	Herz-Kreislauf-Erkrankungen	Stress, Überarbeitung	Nervös, seelisch bedingt, Depression	Kiefer, Hals, Nasen, Ohren, Augen	Hormonelle Beschwerden	Neuralgien, Spannungskopfschmerz	Umwelteinflüsse (z. B. Wetter)	Verdauungsbeschwerden
26%	15%	42%	16%	11%	7%	5%	5%	5%	4%	2%

Der Weg zur richtigen Diagnose ist oftmals steinig: Wie die Grafik zeigt, wurden bei den meisten Migränepatienten zunächst ganz andere Ursachen für die Beschwerden vermutet.

Nicht jeder Kopfschmerz ist eine Migräne, und es gibt sogar seltene Formen dieser Krankheit ohne Kopfschmerz – aber was ist Migräne nun eigentlich? Trotz der Vielfalt der auftretenden Beschwerden gibt es genau definierte Kriterien, um Migräne von anderen Kopfschmerzerkrankungen abzugrenzen.

Eine Krankheit mit vielen Gesichtern

Typische Symptome und Beschwerden

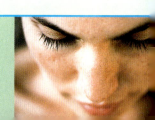

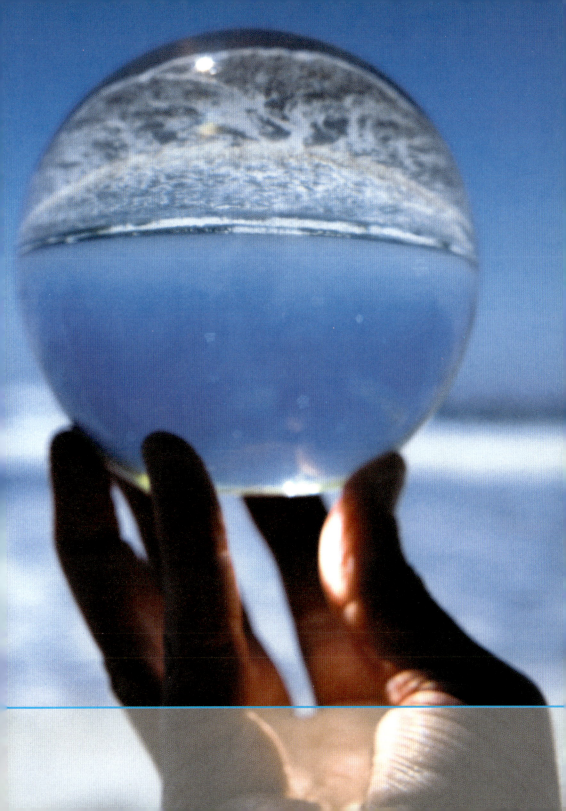

EINE KRANKHEIT MIT VIELEN GESICHTERN

Schon die korrekte Diagnosestellung der beiden Großgruppen »Kopfschmerzen vom Spannungstyp« und Migräne, die immerhin zusammen gut 90 Prozent aller Kopfschmerzen ausmachen, ist oft alles andere als einfach.

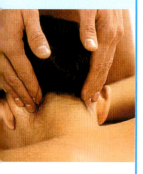

Bei manchen Kopfschmerzen tut eine sanfte Nackenmassage gut – bei Migräneattacken ist aber häufig jede Berührung unerträglich und steigert nur die Beschwerden.

Was man unter Migräne versteht

Bis zum Jahre 1988 konnte sich jeder Arzt quasi seine eigene Definition von Kopfschmerzen zurechtbasteln. Das änderte sich erst, als die Internationale Kopfschmerzgesellschaft (IHS) einen Katalog der zahlreichen Diagnosekriterien veröffentlichte. Dieser findet sich heute auch in der so genannten ICD-10 wieder, der Internationalen Klassifikation der Krankheiten (International Classification of Diseases, 10. Auflage), die von der Weltgesundheitsorganisation (WHO) herausgegeben wird. Anfang 2003 wurde eine erste Überarbeitung von der Internationalen Kopfschmerzgesellschaft veröffentlicht.

Kopfschmerz hat zahlreiche Varianten

Allein wenn wir uns die Oberkategorien dieser Einteilung anschauen, zählen wir 13 verschiedene Hauptgruppen von Kopfschmerzen. Eine Ebene tiefer kommen wir bereits auf 36 Unterkategorien, und bei ganz exakter Diagnose zählen wir über 180 verschiedene Arten von Kopfschmerzen.

Würden all diese Kopfschmerztypen auf die gleiche Art und Weise behandelt, so wäre eine solch differenzierte Klassifikation natürlich nichts weiter als ein Spielzeug für medizinische Erbsenzähler. Doch so ist es eben nicht. Es liegt auf der Hand, dass der durch Bluthochdruck ausgelöste Kopfschmerz mit einem Senken des Blutdrucks oder der kältebedingte Kopfschmerz z. B. durch das Tragen einer warmen Mütze während der Wintermonate zu kurieren ist. Doch sehr viele tun sich schwer in der Differenzierung der verschiedenen, doch recht speziellen Kopfschmerzarten.

Kopfschmerz vom Spannungstyp oder Migräne?

Anhand einer gründlichen Untersuchung muss der Arzt natürlich so genannte symptomatische Kopfschmerzen ausschließen. Das sind Kopfschmerzen als Symptom einer anderen Erkrankung. Es könnte schließlich sein, dass der Schmerz Folge eines grippalen Infekts, einer giftigen Substanz oder gar eines Hirntumors ist. Sind diese Kopfschmerztypen ausgeschlossen und kann der Patient detailliert – z. B. anhand eines Kopfschmerztagebuchs (siehe Umschlaginnenklappe) – angeben, wann und wie oft der Schmerz auftritt und welche Begleitsymptome er hat, so ist die Unterscheidung zwischen Kopfschmerz vom Spannungstyp und Migräne im Grunde sehr einfach.

> Kopfschmerz sollte nicht einfach erlitten, sondern genau analysiert werden: Es gibt typische Anzeichen, die Migräne von anderen Kopfschmerzarten unterscheidet.

Die feinen Unterschiede

Die Abgrenzung der Migränekopfschmerzen gegenüber Kopfschmerzen vom Spannungstyp liegt:

▸ In der Dauer: Ein Migräneanfall ist nach längstens 72 Stunden vorbei, Kopfschmerzen vom Spannungstyp können sich unbehandelt von 30 Minuten bis zu sieben Tagen hinziehen.

▸ Im Schmerzcharakter: Während bei der Migräne ein pochender, pulsierender oder hämmernder Schmerz auftritt, ist er bei Kopfschmerzen vom Spannungstyp eher dumpf, drückend oder ziehend.

▸ In der Intensität: Während ein Migräneanfall die normale Aktivität meist extrem einschränkt, ist dies bei Kopfschmerzen vom Spannungstyp nicht unbedingt der Fall. Migränepatienten suchen Bettruhe, Spannungskopfschmerz wird dagegen durch Bewegung an der frischen Luft besser.

▸ Ein wichtiges Kriterium ist das Auftreten von Übelkeit und Erbrechen sowie Licht- und Lärmempfindlichkeit. Übelkeit und Erbrechen treten bei Kopfschmerzen vom Spannungstyp nicht auf, während Licht- oder Lärmempfindlichkeit möglich, aber nicht typisch sind.

Nur genaue Selbstbeobachtung gibt Aufschluss

Herausfinden lässt sich das natürlich erst, wenn die Kopfschmerzen bereits mindestens fünfmal aufgetreten sind und der Patient recht genau über den Verlauf der Schmerzen Auskunft geben kann. Und es gibt natürlich Menschen, die sowohl unter einer Migräne als auch unter Kopfschmerzen vom Spannungstyp leiden. Dann gilt es, beide Kopfschmerzformen zu erkennen und gezielt zu behandeln.

Wenn Sie selbst betroffen sind, sollten Sie ein diagnostisches Kopfschmerztagebuch (siehe Umschlaginnenklappe) führen. Wenn Sie dies gewissenhaft tun, können Sie Ihre Kopfschmerzform fortlaufend bestimmen und mit Ihrem Arzt diskutieren.

Auch rückwirkend können Sie Ihre Erfahrungen in das Kopfschmerztagebuch eintragen. Es hilft Ihnen herauszufinden, ob Sie unter einer Migräne oder Kopfschmerzen vom Spannungstyp leiden.

Vorboten – die Zündschnur glimmt

Knapp ein Drittel der Migräniker hat bereits bis zu zwei Tage vor der Migräneattacke Symptome, die den kommenden Anfall ankündigen. Diese Vorboten können sehr unterschiedlich ausfallen: starke Gereiztheit, Appetit auf Süßes, häufiges Gähnen, Aufgedrehtheit, Müdigkeit u. v. m. Wenn dann die Migräneattacke einsetzt, liegt es für den Patienten natürlich nahe, in den Vorbotensymptomen den Auslöser oder gar die Ursache der Migräne zu sehen. Doch das wäre ein Fehlschluss. Es handelt sich nicht um Auslöser des Migräneanfalls und noch viel weniger um dessen Ursachen. Vielmehr sind dies bereits die ersten unspezifischen Symptome der Migräne.

Aura – die Nerven spielen verrückt

Bei jedem zehnten Migränekranken beginnt der Anfall mit Störungen des zentralen Nervensystems, die man als Aura bezeichnet. Diese Störungen entwickeln sich binnen weniger Minuten und dauern üblicherweise maximal eine Stunde. Wenn mehrere Störungen nacheinander auftreten, so addieren sich die Zeitspannen und können dann die Dauer von einer Stunde überschreiten. Auch bei einer Sonderform der Migräne – der »Migräne mit verlängerter Aura« – halten die Störungen länger an: zwischen 60 Minuten und sieben Tagen.

Es fängt meist mit Sehstörungen an

Was aber ist eine Aura? Das Phänomen wurde nach Aurora, der griechischen Göttin der Morgenröte, benannt. Vor der Kopfschmerzattacke treten wie bei einem Sonnenaufgang innerhalb von 15 bis 30 Minuten langsam stärker werdende neurologische Störungen auf. Meist – in etwa 90 Prozent der Fälle – handelt es sich um Sehstörungen. Am Rand des Gesichtsfelds tauchen plötzlich flimmernde Punkte oder Zickzacklinien, Schlieren oder Schleier auf, die sich allmählich ausbreiten. Die Aura kann sich jedoch auch in Form von Schwindel, Sprachstörungen, Kribbeln in bestimmten Körperteilen oder sogar Lähmungserscheinungen zeigen.

Nach den Aurasymptomen setzt üblicherweise der Kopfschmerz ein. Doch er kann auch ganz fehlen. Manche Patienten klagen jahrelang über eines oder mehrere Aurasymptome, ohne auch nur im Entferntesten zu ahnen, dass sie an Migräne leiden. Weil die Symptome meist nicht länger als 10 bis 30 Minuten dauern, halten die Patienten es oft nicht für nötig, sich damit an einen Arzt zu wenden.

Vielleicht werden Sie jetzt denken, es handele sich bei der Aura auch um Vorboten der Migräne, wie sie im letzten Abschnitt beschrieben wurden. Genau das ist sie aber nicht. Wie Sie im Kapitel »Wie es zu Migräne kommt« (ab Seite 42) noch genauer erfahren werden, ist Migräne eine Erkrankung des Nervensystems. Diese neurologische Störung äußert sich zwar meist in Form der typischen pulsierenden Kopfschmerzen, aber eben auch in den Aurasymptomen. Sie sind deshalb die Migräne, keine Vorboten.

> Die neurologischen Störungen der Auraphase sind so typisch, treten in dieser Form nur bei der Migräne auf, dass sie ein absolut eindeutiges Anzeichen dafür sind, dass es sich bei den meist nachfolgenden Kopfschmerzen tatsächlich um Kopfschmerzen im Rahmen einer Migräne handelt.

> In allen Phasen einer Migräneattacke kann man ein »Wandern« der Symptome beobachten: In der Auraphase startet beispielsweise das Kribbeln in den Fingerspitzen und breitet sich langsam von dort über den gesamten Arm bis hin zur Zunge aus.

Merkmale der Kopfschmerzphase

Es gibt zwei mögliche Erklärungen für das Wort »Migräne«. Die eine besagt, dass es vom griechischen »hemikrania« (»hemi« = halb, »kranion« = Schädel) abstammt, weil der Migräneschmerz bei etwa jedem zweiten Betroffenen nur auf einer Kopfseite auftritt. Die andere Erklärung sieht den Ursprung des Wortes im lateinischen »migrare«, was so viel heißt wie »wandern«, »umherziehen«. Diese Theorie ist nahe liegend, da in allen Phasen der Migräne ein Phänomen anzutreffen ist, das uns bereits bei der Aura begegnet ist: das einer allmählichen Ausbreitung oder Wanderung.

Der Schmerz ist ein ruheloser Wanderer

Das gleiche Phänomen findet sich in der Kopfschmerzphase. Denn auch der Schmerz kann wandern: Zu Beginn der Attacke kann er z. B. diffus vom Nacken über den ganzen Schädel verteilt sein, um sich dann im weiteren Verlauf mal an dieser, mal an jener Stelle des Kopfes – auch z. B. in Unter- und Oberkiefer – zu äußern. Am Höhepunkt des Anfalls ist er dann jedoch an seiner individuell unterschiedlichen Hauptstelle zu spüren, um sich im weiteren Verlauf der Attacke wieder mit verschiedenen Zwischenstationen auf den Ausgangsort zurückzuziehen.

Während seiner Wanderung ist auch der Schmerzcharakter oft einer Veränderung unterworfen. Am Anfang und gegen Ende des Anfalls kann er durchaus dumpf, ziehend oder drückend sein – also ganz ähnlich wie ein »gewöhnlicher« Kopfschmerz vom Spannungstyp. Am Scheitelpunkt der Attacke aber, wenn der Schmerz seine hauptsächliche Lokalisation eingenommen hat, entspricht er fast immer dem typischen Migräneschmerz mit seinem pulsierenden Charakter und ist weit intensiver als der Kopfschmerz vom Spannungstyp.

BEWEGUNG VERSCHLIMMERT DEN SCHMERZ

Jede Bewegung verstärkt den Schmerz

Ganz typisch für die Migräne ist auch, dass sich der Schmerz bei jeder Bewegung verschlimmert. Wer unter Kopfschmerzen vom Spannungstyp leidet, findet möglicherweise Linderung durch einen Spaziergang im Park oder ein bisschen Gymnastik. Nicht so der Migräniker: Jede körperliche Anstrengung, und sei es nur der Gang zur Toilette, macht den Schmerz noch unerträglicher. Das Gleiche gilt für Niesen, Husten oder Erbrechen. Diese Eigenheit von Migräneschmerzen ist so typisch, dass sie auch zur Unterscheidung von anderen Kopfschmerzformen herangezogen werden kann.

Dauer und Häufigkeit der Attacken

Die eigentliche Schmerzphase der Migräne kann von 4 bis zu 72 Stunden dauern. In den meisten Fällen ist der Schmerz jedoch nach etwa einem Tag vorüber. »Nur« etwa zehn Prozent der Patienten leiden tatsächlich bis zu drei Tage unter den quälenden Schmerzen. Im Mittel leiden Migräniker unter ein bis zwei Anfällen pro Monat. Nur etwa acht Prozent der Betroffenen haben mehr als drei Attacken im Monat. Allerdings kann die Häufigkeit der Anfälle bei ein und derselben Person im Laufe der Zeit stark schwanken. So kann es durchaus Phasen geben, in denen die Attackenfrequenz deutlich nachlässt, andere, in denen sie zunimmt.

Dauert die Attacke länger als drei Tage, so spricht man vom so genannten Status migränosus (migräneartiger Dauerzustand). Dies ist jedoch nicht der Normalfall, sondern eine Komplikation der »normalen« Migräne.

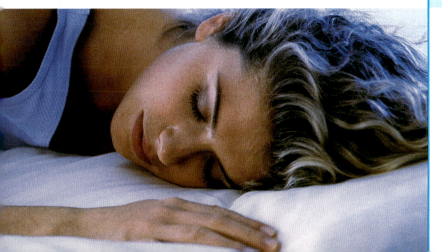

Völliger Rückzug vom Tagesgeschehen und Zuflucht im Bett sind bei einer akuten Migräneattacke unumgänglich.

Begleitsymptome belasten zusätzlich

Eines der besonders charakteristischen Begleitsymptome einer Migräneattacke ist die Übelkeit, unter der – je nach Studie – 65 bis 95 Prozent der Betroffenen leiden. Erbrechen tritt bei knapp 50 bis 60 Prozent der Attacken auf. Die restlichen Patienten – also jene, die weder unter Übelkeit noch Erbrechen leiden – sind zumindest appetitlos. Hierzu ist anzumerken, dass Patienten unter »Übelkeit« sehr unterschiedliche Dinge verstehen. Manche z. B. setzen Übelkeit mit Erbrechen gleich, andere verstehen darunter einen Widerwillen gegen Speisen oder einen Druck in der Magengegend. Schon aus diesen unterschiedlichen Begriffen resultiert die Bandbreite der typischen Begleitsymptome von Appetitlosigkeit bis Erbrechen, wobei auch Sodbrennen, Blähungen und Bauchschmerzen dazugehören.

> Appetitlosigkeit, Übelkeit, Erbrechen, Lärm- und Lichtüberempfindlichkeit sind typische Begleitsymptome der Migräne. Sie müssen jedoch nicht alle vorhanden sein.

Weitere mögliche Begleitsymptome

▶ Die Gesichtshaut wirkt während des Anfalls extrem fahl und bleich. Die Wangen sind eingefallen, die Haut sieht trocken, abgespannt und welk aus.

▶ Die Augen können ihren Glanz verlieren und zu tränen beginnen. Sie wirken insgesamt leblos und eingesunken.

▶ Der pochende, pulsierende Schmerz kann auch im Bereich der Nasennebenhöhlen oder im Nasen-Rachen-Raum auftreten. Bei manchen Patienten beginnt die Nase zu laufen oder ist verstopft – aber auch das Gegenteil ist möglich: eine ausgetrocknete Nase und Nasenbrennen.

▶ Während der Anfälle leidet der ganze Mensch – nicht nur körperlich, sondern auch psychisch. Z. B. drängen Depressivität, Ängstlichkeit oder Ärger Selbstvertrauen und Nachsicht in den Hintergrund.

▶ Bei manchen Patienten kommt es zu Gewichtsveränderungen, da Flüssigkeitsaufnahme und -ausscheidung verändert sind.

Wenn Streicheln zur Folter wird

Ganz typisch für einen Migräneanfall ist auch eine allgemeine Überempfindlichkeit der Sinne. Meist äußert sie sich in einer Licht- und/oder Lärmüberempfindlichkeit. Allein über eine starke Abneigung gegen laute Geräusche klagen 61 bis 98 Prozent der Patienten. Doch die Abneigung kann sich auch auf Gerüche beziehen, so dass sie selbst bei dezent aufgetragenen Parfüms Übelkeit empfinden. Häufig anzutreffen ist zudem eine Aversion gegen Berührungen. Auch wenn das mitleidende Streicheln des Partners nett gemeint ist – der Migränekranke kann es als schlimme Folter empfinden. Interessant ist, dass die Schwere der Begleitsymptome direkt mit der Schmerzintensität in Zusammenhang steht. Anders formuliert: Je schlimmer die Begleitsymptome, desto stärker auch der Schmerz und umgekehrt.

Nach den Schmerzen geht die Migräne weiter

Mit dem Abklingen der Migränekopfschmerzen ist die Attacke noch nicht überstanden. Fast alle Patienten leiden anschließend bis zu ein oder zwei Tagen unter starker Erschöpfung, Müdigkeit und Abgeschlagenheit sowie dem Wunsch, allein zu sein. Zudem zeigt sich häufig eine erhöhte Schmerzempfindlichkeit. So kann beispielsweise das Kämmen der Haare äußerst schmerzhaft sein, oder es können stichartige Schmerzen im Kopfbereich auftreten (so genannter Eispickelkopfschmerz). Alles in allem benötigen die meisten Patienten nach einer Attacke eine Ruhephase mit viel Schlaf.

Sonderformen der Migräne

Bevor Sie etwas über weitere Migräneformen erfahren, noch etwas Grundsätzliches dazu: Die Einteilung in »Schubladen« ist der gelungene Versuch, ein so vielfältiges Krankheitsbild wie die Migräne

> Einige Patienten beginnen während der Anfälle zu frösteln, frieren, zittern oder zu schwitzen. Ob dies mit einer tatsächlichen Veränderung der Körpertemperatur einhergeht oder ob es sich »nur« um eine subjektive Wahrnehmung der Betroffenen handelt, ist unklar.

Die drei Phasen einer Migräneattacke:

▸ Phase I (1–2 Tage) mit Hinweissymptomen (Müdigkeit, Depression, Energielosigkeit, Reizbarkeit, Gähnen, Heißhunger, Frieren, Schwitzen, Kreativität, Schwung, Hochstimmung, hektische Rastlosigkeit)

▸ Phase II (60 Minuten) mit Aura (Seh-, Sprach-, Gedächtnisstörungen, Schwindel, Missempfindungen, Halluzinationen, Lähmungen)

▸ Phase III (4–72 Stunden) mit Kopfschmerzen (einseitiger, pochender, hämmernder Schmerz, der sich bei Bewegung verstärkt, massive Behinderung, Übelkeit, Erbrechen, Lärm- und Lichtüberempfindlichkeit)

diagnostisch in den Griff zu bekommen. Doch wir sollten uns dabei stets vor Augen halten, dass die Migräne sich überhaupt nicht um die Einteilung schert. Die hier gezogenen Trennlinien sind in der Realität der Erkrankung so nicht vorhanden. Sie verwischen an den Rändern, werden unscharf, überlappen einander.

Retinale Migräne

Beim Auftreten von Sehstörungen auf einem Auge während einer Migräneattacke spricht man von einer retinalen Migräne (Retina: Netzhaut der Augen). Wie sämtliche Formen der Migräne tritt auch die retinale Migräne anfallsartig auf. Die Sehstörungen können als Schlierenbilder, Zickzacklinien oder auch als komplette Erblindung eines Auges auftreten. Für die Diagnose sind mindestens zwei entsprechende Anfälle erforderlich.

Die retinale Migräne gehört zu den ausgesprochenen Raritäten. Man vermutet die Ursache in einer mangelnden Durchblutung der Netzhaut oder der Sehnerven. Ein permanenter Sehverlust aufgrund einer retinalen Migräne ist zwar bekannt, aber außergewöhnlich selten. Neben der Erfassung der typischen klinischen Merkmale muss eine sorgfältige augenärztliche und neurologische Untersuchung durchgeführt werden, um mögliche andere Störungen für einen einseitigen Sehverlust auszuloten.

Die »chronische Migräne«

Der Begriff »chronische Migräne« ist erst 2003 von der internationalen Kopfschmerzklassifikation offiziell aufgenommen worden. Man bezeichnet damit Migräneattacken, die an mehr als 15 Tagen pro Monat auftreten. Diese Häufigkeit der Attacken muss seit mindestens drei Monaten bestehen. Vor dieser Zeit finden sich weniger häufig auftretende Attacken. Die Zunahme der Attackenfrequenz darf nicht auf eine sehr hohe Einnahmehäufigkeit von Migräne- und Schmerzmitteln an mehr als an zehn Tagen pro Monat zurückzuführen sein. In diesem Fall nämlich wäre nicht von einem spontan hohen Attackenverlauf, sondern von einer medikamentös bedingten Attackensteigerung auszugehen. Tatsächlich gibt es Betroffene, die extrem häufig an Migräneattacken leiden – bis hin zu Migräneanfällen an 30 Tagen pro Monat.

Die internationale Klassifikation der Migräneformen

Die Migräne aus dem Lehrbuch bzw. der Klassifikation der Internationalen Kopfschmerzgesellschaft ist ein hilfreicher Setzkasten für Diagnosen. Aber die »Lehrbuchmigräne« muss stets am Erleben der Patienten gemessen werden, nicht umgekehrt.

Bei Verdacht auf eine retinale Migräne sollte zusätzlich immer ein bildgebendes Verfahren, am besten in diesem Fall ein Magnetresonanztomogramm (MRT) des Gehirns und eine Ultraschalluntersuchung der Halsblutgefäße, durchgeführt werden.

Migräne ohne Aura

Migräne mit Aura
▶ Typische Aura mit Migränekopfschmerz
▶ Typische Aura mit andersartigem Kopfschmerz
▶ Typische Aura ohne Kopfschmerz
▶ Familiäre hemiplegische Migräne
▶ Sporadische hemiplegische Migräne
▶ Basilarismigräne

Periodische Syndrome in der Kindheit
▶ Zyklisches Erbrechen
▶ Abdominale Migräne

▶ Gutartiger anfallsweiser Schwindel in der Kindheit

Retinale Migräne

Migränekomplikationen
▶ Chronische Migräne
▶ Status migränosus
▶ Anhaltende Aura ohne Hirninfarkt
▶ Migränöser Infarkt
▶ Durch Migräne ausgelöste epileptische Anfälle

Wahrscheinliche Migräne ohne Aura

Wahrscheinliche Migräne mit Aura

Status migränosus

Beim Status migränosus (migräneartiger Dauerzustand) handelt es sich wie bei der chronischen Migräne ebenfalls um eine Komplikation der Migräne. In diesem Fall dauert die Kopfschmerzphase trotz Behandlung länger als 72 Stunden, wobei diese von kopfschmerzfreien Zeiten von nicht mehr als vier Stunden (Schlafzeiten zählen nicht dazu) unterbrochen sein darf.

Ursache des Status migränosus ist in den meisten Fällen eine sehr häufige Einnahme von Migräne- und Schmerzmitteln an mehr als zehn Tagen pro Monat. Es kann jedoch auch ein zusätzlich bestehender Kopfschmerz vom Spannungstyp gewissermaßen den Hintergrund der Migräneattacke bilden. Vielfach finden sich auch beide Kopfschmerzformen gemeinsam, und eine häufige Medikamenteneinnahme an mehr als zehn Tagen pro Monat ist erforderlich.

Weitere Komplikationen der Migräne

▶ Die »persistierende«, d. h. überdauernde Aura ohne Hirninfarkt: Obwohl die neurologischen Ausfälle während der Auraphase länger als zwei Wochen bestehen, finden sich im Magnetresonanztomogramm (MRT) keine Hinweise für einen eingetretenen Hirninfarkt. Bei betroffenen Patienten zeigen sich die Symptome meist beidseitig.

▶ Der migränöse Infarkt: Während die Aurasymptome bei »normalen« Migräneattacken stets von selbst wieder verschwinden, sind sie beim migränösen Infarkt nach einer Woche immer noch nicht vollständig zurückgebildet. Damit die Diagnose »migränöser Infarkt« gerechtfertigt ist, müssen andere mögliche Ursachen mittels geeigneter Untersuchungsmethoden (z. B. Magnetresonanztomographie) ausgeschlossen sein. Dabei lassen sich Hinweise für eine Gewebeschädigung des Gehirns aufdecken. Der migränöse Infarkt kann besonders vor dem 45. Lebensjahr auftreten.

Die Anzeichen für den (seltenen) Status migränosus: Die Attacken werden immer häufiger und länger, die Medikamente wirken nicht mehr ausreichend, und die Zeitgrenze der einzelnen Migräneattacken von 72 Stunden wird überschritten.

BESONDERE KOMPLIKATIONEN

▸ Durch Migräne ausgelöste epileptische Anfälle: Migräneattacken können nicht nur zu einem Schlaganfall führen, sondern auch epileptische Anfalle auslösen. Dabei treten Krampfanfälle innerhalb einer Stunde nach einem Migräneanfall auf.

Die »Herzmigräne« (kardiale Migräne)

Im Verlauf der Migräneattacken können Brustenge, Brustschmerzen sowie eine funktionelle Unterzuckerung (Hypoglykämie) auftreten. Zusätzlich verspüren die Patienten Ängstlichkeit und Herzklopfen. Wie bei anderen Durchblutungsstörungen der Herzgefäße (Angina pectoris, Herzinfarkt) kann der Schmerz in den linken Arm ausstrahlen. Unklar ist, ob die kardiale Migräne eventuell durch eine Gefäßverkrampfung verursacht wird. Eine weitere mögliche Erklärung wäre, dass der Patient während einer Migräneattacke zu schnell atmet (hyperventiliert) und dadurch die Symptome auslöst.

Menstruelle Migräne

Was als menstruelle Migräne bezeichnet werden soll, ist bis heute nicht klar beschrieben und hat deshalb auch noch keinen Weg in die internationale Kopfschmerzklassifikation gefunden. Manche Autoren meinen, dass sie dann vorliegt, wenn die Migräneattacken nur während einer Menstruation auftreten. Andere fordern eine bestimmte Anzahl oder Häufigkeit von Migräneattacken während der Menstruation. Abgegrenzt wird zusätzlich das prämenstruelle Syndrom. Der Anteil der betroffenen Frauen ist sehr hoch. Verschiedene Untersuchungen gehen davon aus, dass bis zu 20 Prozent oder sogar mehr Frauen entsprechende Störungen aufweisen. Die Symptome der menstruellen Migräne: Gereiztheit, Ängstlichkeit, Schlaflosigkeit, Hyperaktivität, Bauchschmerzen, Darmträgheit, Depressivität, Abgeschlagenheit, Kopfschmerzen, Übelkeit, Erbrechen, Lärm- und Lichtempfindlichkeit.

Der Begriff »kardiale Migräne« ist nicht spezieller Bestandteil der internationalen Kopfschmerzklassifikation, die Symptome können bei allen unterschiedlichen Migräneformen auftreten.

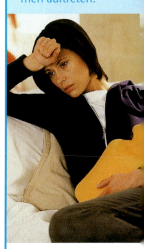

Einmal im Monat rundum elend – so erleben viele Frauen ihre Menstruation. Ein Zusammenhang zwischen Migräne und hormonellem Zyklus scheint häufig, ist aber wissenschaftlich nicht geklärt.

EINE KRANKHEIT MIT
VIELEN GESICHTERN

Beinahe jeder kennt gelegentliche Befindlichkeitsstörungen, die man bei näherer Überlegung durchaus als »periodisch auftretend« bezeichnen könnte. Nicht alle sind behandlungsbedürftig; bei starker Beeinträchtigung Ihres Wohlbefindens sollten Sie aber doch versuchen, der Ursache auf den Grund zu kommen.

Periodisch auftretende migräneartige Störungen

▸ *Zyklisches Erbrechen und Gallenattacken:* Unterbauchbeschwerden in Form von ausgeprägter schwerer Übelkeit, Erbrechen oder Gallenattacken. Besonderes Merkmal: Sie treten periodisch auf. Mögliche Begleitsymptome: Blässe, Schwitzen, Schüttelfrost. Diese migräneartige Störung wird häufig als Nahrungsmittelallergie, Darmgrippe, Gallenattacke oder Gallenblasenleiden verkannt.

▸ *Periodische Durchfälle:* Oft treten die Durchfälle zu bestimmten Tages- oder Wochenzeiten auf – beispielsweise immer im Urlaub, immer am Wochenende, immer frühmorgens. Manche Menschen quälen sich mit solchen periodischen Durchfällen durch lange Phasen ihres Lebens, ohne dass ihnen bewusst ist, dass es sich hier um eine migräneartige Störung handelt.

▸ *Periodisches Fieber:* Ein periodisch auftretendes Fieber darf nicht leichtfertig als migräneartige Störung diagnostiziert werden. Schließlich gibt es eine Reihe weiterer Erkrankungen, die ebenfalls durch periodisch auftretende Fieberanfälle gekennzeichnet sind (denken Sie nur an Malaria). Es ist deshalb eine sehr sorgfältige Ursachenklärung durch verschiedene Fachdisziplinen nötig. Dennoch gibt es einige wenige Patienten, bei denen periodisches Fieber als migräneartige Störung angesehen werden muss.

▸ *Periodischer Schlaf:* Die Patienten sind episodenhaft lethargisch, müde und haben ein überwältigendes Schlafbedürfnis.

▸ *Periodische Stimmungsschwankungen:* Reizbarkeit, Angst, Depressivität und andere vergleichbare Störungen stehen bei periodischen Stimmungsschwankungen in Form von migräneartigen Störungen im Vordergrund. Charakteristikum ist auch hier die immer wiederkehrende phasenhafte Entstehung solcher Symptome. Abzugrenzen gegenüber einer Depression und anderen psychischen Erkrankungen sind solche Störungen allein schon durch die kurze Phasendauer von maximal zwei bis drei Tagen.

Bauchmigräne bei Kindern

Gerade bei Kindern sind wiederkehrende, in Perioden auftretende Bauchschmerzen, Blähungen und Bauchkrämpfe charakteristisch. Der Arzt bezeichnet solche Anfälle als abdominelle Migräne, d. h. »Bauchmigräne«. Sie können bis zu einem halben Tag anhalten, dann wieder abklingen. Fast in jeder Schulklasse gibt es einige Kinder, die unter solchen Beschwerden leiden, die nach zwei bis drei Stunden wieder verschwunden sind. Begleitsymptome: Blässe, Schwindel, Übelkeit. Ungerechterweise wird den Kindern gelegentlich vorgeworfen, dass sie simulieren.

Etwa 20 Prozent der Kinder, die »echte« Migräneattacken haben, sind in der frühen Kindheit von solchen periodischen Bauchschmerzen, Darmkoliken, Durchfällen oder schmerzhaften Blähungen geplagt worden. Kennzeichnend für die Bauchmigräne ist, dass sie nach der Pubertät nicht mehr auftaucht.

Der Kieler Kopfschmerzfragebogen

Um die Migräne optimal behandeln zu können, muss natürlich zunächst geklärt werden, ob es sich überhaupt um eine solche handelt. Da Migräne und Kopfschmerz vom Spannungstyp zusammengenommen 92 Prozent aller Fälle von Kopfschmerzen ausmachen, beträgt die Wahrscheinlichkeit also etwas mehr als neun zu eins, dass es sich um eine dieser beiden Formen handelt. Ob und wenn ja um welche der beiden Erkrankungen es sich handelt, können Sie anhand des folgenden »Kieler Kopfschmerzfragebogens« herausfinden. Sie finden eine Kopiervorlage auf den folgenden Seiten. Sollten Sie die Fragen nicht aus dem Gedächtnis beantworten können, so ist es ratsam, eine Zeit lang bei jedem Kopfschmerzfall ein so genanntes Kopfschmerztagebuch auszufüllen (siehe Umschlaginnenklappe).

> Gutartiger anfallsweiser Schwindel in der Kindheit kann auch eine migräneartige Störung sein. Die betroffenen Kinder klagen über plötzliche Schwindelanfälle, sie sind blass und bleich. Übelkeit kann zusätzlich auftreten.

EINE KRANKHEIT MIT
VIELEN GESICHTERN

Kieler Kopfschmerzfragebogen
(Nach Prof. Dr. med. Dipl. Psych. H. Göbel, Kiel)

Beantworten Sie bitte folgende Fragen

Treten bei Ihnen Kopfschmerzen auf, die so oder ähnlich aussehen? Dauer ohne Behandlung: 4 bis 72 Stunden/anfallsweises Auftreten zwischen den Anfällen keine Kopfschmerzen/einseitiges Auftreten/pochender, pulsierender oder hämmernder Schmerz/Übelkeit, Erbrechen, Lärm- oder Lichtempfindlichkeit können den Schmerz begleiten

Falls bei Ihnen solche oder ähnliche Kopfschmerzen auftreten, beantworten Sie bitte die folgenden Fragen. Treten solche Kopfschmerzen bei Ihnen nicht auf, setzen Sie bitte die Beantwortung erst bei der Frage 13 fort.

1. Dauern diese Kopfschmerzanfälle 4 bis 72 Stunden an, wenn Sie kein Medikament einnehmen oder eine Behandlung erfolglos bleibt?
❏ Ja ❏ Nein

2. Können sich diese Kopfschmerzen auf eine Kopfhälfte beschränken?
❏ Ja ❏ Nein

3. Können diese Kopfschmerzen einen pulsierenden Charakter haben?
❏ Ja ❏ Nein

4. Können diese Kopfschmerzen Ihre übliche Tagesaktivität erheblich beeinträchtigen?
❏ Ja ❏ Nein

5. Können diese Kopfschmerzen beim Treppensteigen oder durch andere körperliche Aktivität verstärkt werden?
❏ Ja ❏ Nein

6. Können diese Kopfschmerzen von Übelkeit begleitet werden?
❏ Ja ❏ Nein

7. Können diese Kopfschmerzen von Erbrechen begleitet werden?
❏ Ja ❏ Nein

8. Können diese Kopfschmerzen von Lichtempfindlichkeit begleitet werden?
❏ Ja ❏ Nein

9. Können diese Kopfschmerzen von Lärmempfindlichkeit begleitet werden?
❏ Ja ❏ Nein

10. Sind bei Ihnen schon mindestens fünf Kopfschmerzanfälle aufgetreten, die der Beschreibung entsprechen?
❏ Ja ❏ Nein

11. Wie lange leiden Sie schon an solchen Kopfschmerzanfällen? Geben Sie bitte die entsprechende Anzahl in Jahren an: .... Jahre

12. An wie vielen Tagen pro Monat leiden Sie durchschnittlich an entsprechenden Kopfschmerzanfällen? Geben Sie bitte die Anzahl der Tage pro Monat an: .... Tage

13. Treten bei Ihnen Kopfschmerzen auf, die man wie folgt beschreiben kann? Dauer ohne Behandlung: 30 Minuten bis 7 Tage /beidseitiges Auftreten/anfallsweise oder täglich auftretend/drückender, ziehender, dumpfer Schmerz/kein Erbrechen oder starke Übelkeit

Falls bei Ihnen solche oder ähnliche Kopfschmerzen auftreten, beantworten Sie bitte die folgenden Fragen. Treten solche Kopfschmerzen bei Ihnen nicht auf, ist die Befragung abgeschlossen.

14. Dauern diese Kopfschmerzen gewöhnlich 30 Minuten bis maximal 7 Tage an, wenn Sie kein Medikament einnehmen oder eine Behandlung erfolglos bleibt?
❏ Ja ❏ Nein

DER KOPFSCHMERZ-FRAGEBOGEN

15. Können diese Kopfschmerzen einen dumpfen, drückenden bis ziehenden Charakter haben?

☐ Ja ☐ Nein

16. Können Sie trotz dieser Kopfschmerzen Ihrer üblichen Tagesaktivität nachgehen?

☐ Ja ☐ Nein

17. Können diese Kopfschmerzen bei Ihnen beidseitig auftreten?

☐ Ja ☐ Nein

18. Bleiben diese Kopfschmerzen durch körperliche Aktivitäten unbeeinflusst?

☐ Ja ☐ Nein

19. Können diese Kopfschmerzen von Übelkeit begleitet werden?

☐ Ja ☐ Nein

20. Können diese Kopfschmerzen bei Ihnen von Erbrechen begleitet werden?

☐ Ja ☐ Nein

21. Können diese Kopfschmerzen von Lichtempfindlichkeit begleitet werden?

☐ Ja ☐ Nein

22. Können diese Kopfschmerzen von Lärmempfindlichkeit begleitet werden?

☐ Ja ☐ Nein

23. Sind bei Ihnen schon mindestens zehn Kopfschmerzanfälle aufgetreten, die der angegebenen Beschreibung gleichen?

☐ Ja ☐ Nein

24. An wie viel Tagen pro Monat leiden Sie durchschnittlich an solchen Kopfschmerzanfällen? Geben Sie bitte die entsprechende Anzahl an: .... Tage

25. Leiden Sie schon länger an solchen Kopfschmerzen?

☐ Ja ☐ Nein

26. Seit wie vielen Jahren leiden Sie an solchen Kopfschmerzen? Geben Sie bitte die entsprechende Anzahl an: .... Jahre

Auswertung

MIGRÄNE

	Kriterien	Erfüllt	
Frage 1	Ja	☐	Es müssen
Fragen 2–5	Mindestens zwei ja	☐	alle Kriterien
Fragen 6–9	Mindestens eine ja	☐	erfüllt sein.
Frage 10	Ja	☐	

EPISODISCHER KOPFSCHMERZ VOM SPANNUNGSTYP

	Kriterien	Erfüllt	
Frage 14	Ja	☐	Es müssen
Fragen 15–18	Mindestens zwei ja	☐	alle Kriterien
Fragen 19, 20	Zwei nein	☐	erfüllt sein.
Fragen 21, 22	Mindestens eine nein	☐	
Fragen 23, 24	23 = ja und weniger als 15 Kopfschmerztage pro Monat	☐	

CHRONISCHER KOPFSCHMERZ VOM SPANNUNGSTYP

	Kriterien	Erfüllt	
Frage 14	Ja	☐	Es müssen
Fragen 15–18	Nein	☐	alle Kriterien
Fragen 19, 20	Zwei nein	☐	erfüllt sein.
Fragen 21, 22	Mindestens zwei nein	☐	
Fragen 23, 24	25 = ja und mindestens 15 Kopfschmerztage pro Monat	☐	

Migräne ist auf der ganzen Welt verbreitet und seit langer Zeit bekannt. Über die Entstehung der quälenden Beschwerden wurde viel gemutmaßt, und auch heutige Erklärungsmodelle lassen immer noch Fragen offen.

Wie es zu Migräne kommt

Was dabei in Kopf und Körper passiert

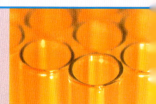

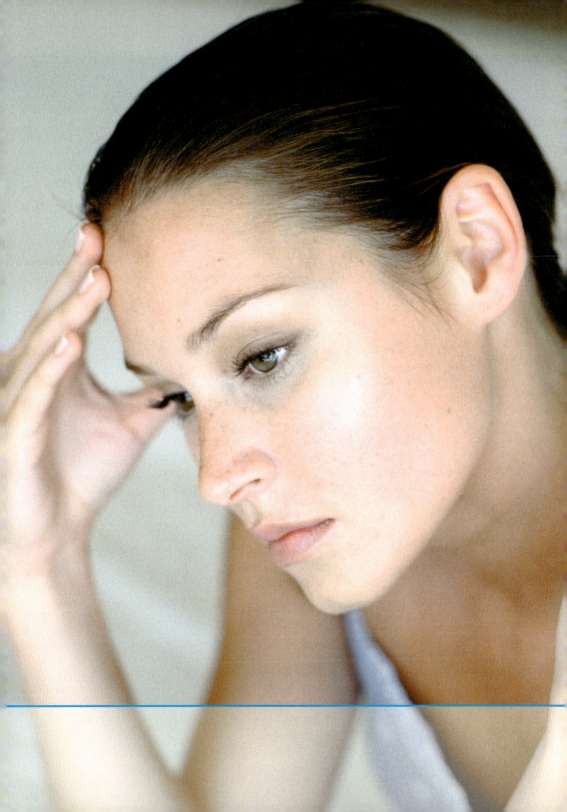

Die Suche nach Erklärungen

Dieses Kapitel wird Ihnen nicht nur einen Einblick in die Geschichte der Ursachenforschung in Sachen Migräne bieten. Es soll Ihnen vor allem einen Überblick über den heutigen Stand der Migräneforschung geben. Das ist nicht etwa nur von rein akademischem Interesse. Warum wir ständig weiterforschen, hat einen wesentlich handfesteren Grund: Nur wer die Ursachen bis ins Detail verstanden hat, kann Therapien entwickeln, die mit minimalen Nebenwirkungen direkt an den Ursachen angreifen und den Schmerz besiegen.

Was man anno dazumal dachte

Kopfschmerzerkrankungen sind so alt wie die Menschheit selbst. Die frühesten Belege datieren aus einer Zeit von etwa 6000 Jahren vor unserer Zeitrechnung. Möglicherweise sollten so genannte Trepanationen – in den Schädel gemeißelte Löcher – dazu dienen, den schmerzhaften bösen Geist entweichen zu lassen. Nicht jeder wird diese martialische Therapie überlebt haben. Doch es gibt Schädelfunde, bei denen die Knochenränder wieder aufeinander zugewachsen sind, die »Patienten« also überlebt haben müssen.

Von bösen Geistern und giftiger Galle

Die Sumerer vor 4000 Jahren hielten die Migräne für das Werk böser Geister und empfahlen als Therapie Gebete zum Gott Horus. Der griechische Arzt Aretaios von Kappadokien (1. Jahrhundert v. Chr.) nahm an, die Migräne entstünde durch Erkältung und Austrocknen des Körpers. Weitere vermeintliche Erklärungen, die in Antike und Mittelalter entstanden: Verstopfung der Sinne, Überschwemmung von Magen und Darm mit Gallenflüssigkeit, Ungleichgewicht der vier Säfte

---

Die Behandlung mit Blutegeln zum Aussaugen von Giften, die auch heute noch teilweise von Heilpraktikern durchgeführt wird, basiert auf altertümlichen Vorstellungen von »bösen« Stoffen im Blut, denen man einen Ausgang verschaffen müsse.

Blut, schwarze und gelbe Galle sowie Schleim. Während der britische Arzt Thomas Willis bereits im 17. Jahrhundert erkannte, dass eine Verengung bzw. Erweiterung der Blutgefäße ursächlich an der Migräneentstehung mit beteiligt ist, tauchten im 19. Jahrhundert wieder Konzepte auf, die uns heute schmunzeln lassen. So machte man das Masturbieren, »schlechten« erblichen Einfluss, Infektionsherde, eine Entzündung der Augen und u. Ä. für die Migräne verantwortlich.

»Nervengewitter« als Auslöser

Doch eine Arbeit des 19. Jahrhunderts war wirklich bahnbrechend, gab sie doch nicht nur einen scharfsinnigen Überblick über die Meilensteine der Ideengeschichte zur Entstehung der Migräne, sondern enthielt sogar bereits die heute noch gültigen Erklärungskonzepte: Edward Liveings 1873 veröffentlichtes Buch »On Megrim, Sick-Headache, and some allied Disorders« (etwa: »Über die Migräne, Krankheitskopfschmerz und einige verwandte Störungen«). In diesem Werk erörtert Liveing u. a. die Theorie der Durchblutungsstörungen als Migräneursache und bringt zudem eine neue Theorie auf den Plan: die Migräne als Folge von »Nervengewittern« – übermäßigen Entladungen von Gehirnnerven.

Migräneschmerz auf dem Prüfstand

Wenn wir barfuß auf einen Reißnagel treten, wissen wir, was uns erwartet: Es tut im ersten Moment stechend weh, kurz darauf eher dumpf und brennend. Die meisten von uns kennen auch das Gefühl, wie sich ein Wadenkrampf oder eine Gelenkverstauchung anfühlt: ebenfalls alles andere als angenehm. Diese beiden Schmerzarten bezeichnet man als somatischen Schmerz. Wird er an der Haut hervorgerufen (Reißnagel), so nennt man ihn Oberflächenschmerz. Ent-

Wie weit Liveing seiner Zeit voraus war, können Sie daran erkennen, dass sich die Mediziner teils noch heute darüber in den Haaren liegen, ob denn nun die Veränderungen an den Blutgefäßen oder aber Veränderungen am Nervensystem (»Nervengewitter«) die primäre Ursache der Migräne sind.

steht er in den Muskeln, Gelenken, Knochen oder Bindegeweben, so handelt es sich um den so genannten Tiefenschmerz. Wenn wir wissen wollen, wo wir in den Reißnagel getreten sind, haben wir keine Schwierigkeit, die verletzte Stelle zu finden – der Schmerz ist gut lokalisierbar. Auch bei einem Wadenkrampf oder verstauchten Gelenk finden wir den Entstehungsort der Schmerzen sofort. Das sieht bei den so genannten viszeralen Schmerzen ganz anders aus, die im Körper wandern und nicht lokal begrenzt sind.

Versteckspiel der Schmerzen

»Viszera« ist lateinisch und meint die im Inneren der Schädel-, Brust-, Bauch- und Beckenhöhle gelegenen Organe. Schmerzen, die an bzw. in diesen Organen entstehen, nennen wir auch kurz Eingeweideschmerz oder medizinisch viszeralen Schmerz. Aufgrund dieser Definition ist eigentlich schon klar, worum es sich handelt: z. B. die Schmerzen einer Blinddarmentzündung, einer Gallen- oder Darmkolik, einer Rippenfellentzündung oder auch eines Herzinfarkts. Eingeweideschmerzen sind drei typische Eigenheiten gemeinsam:

1. Sie strahlen oft in teils entfernte Hautareale oder Muskeln aus.

2. Sie führen zu einer übermäßigen Schmerzempfindlichkeit des betroffenen Organsystems und/oder des Hautareals, in das die Schmerzen ausstrahlen.

3. Viszerale Schmerzen gehen besonders häufig mit vegetativen Symptomen wie Schwitzen, Blässe, Blutdruckanstieg, Muskelspannungen, Übelkeit und/oder Erbrechen einher.

Somit wird deutlich, dass Eingeweideschmerzen aus einem sehr umfangreichen Symptompaket mit vielen unterschiedlichen Begleitstörungen bestehen. Viszerale Schmerzen tun nicht nur weh, sondern äußern sich durch viele Körperreaktionen, die manchmal schlimmer als die Schmerzen selbst sind.

Ein akuter Herzinfarkt verursacht z. B. viszerale Schmerzen: Die starken Schmerzen im Herzen hinter dem Brustbein strahlen häufig in die Schultern (vor allem die linke) sowie den linken Arm aus. Doch die Schmerzen können auch im Unterkiefer, im Oberbauch oder am Rücken zwischen den Schulterblättern lokalisiert sein.

Qualitäten des Migräneschmerzes

Obgleich bei jeder Gehirnoperation natürlich auch mehr oder weniger massiv Hirngewebe verletzt wird, ist eine Narkose dabei prinzipiell nicht nötig. Grund: Das Hirngewebe ist schmerzunempfindlich. Angesichts der bestialischen Schmerzen im Kopf bei Migräne mutet diese Aussage gelinde gesagt merkwürdig an. Offenbar geschieht bei einem Migräneanfall etwas, das die ansonsten schmerzunempfindlichen Strukturen des Gehirns extrem sensibel macht.

Wir werden noch versuchen, dieses Etwas in den folgenden Abschnitten näher einzugrenzen. Hier aber geht es zunächst einmal um den Schmerz und seine Qualitäten. Bis vor kurzem noch wurde die Migräne als Tiefenschmerz bezeichnet. Heute wissen wir, dass der Begriff »Eingeweideschmerz« weit besser auf die Migräne passt. Denn auch für den Migräneschmerz gilt, dass er oft schlecht lokalisierbar ist und dass er in entfernte Bereiche ausstrahlt – bei der Migräne meist in die Nackenmuskulatur.

Zudem zeigt sich, dass der Migräneschmerz von zahlreichen vegetativen Symptomen begleitet sein kann: Übelkeit und Erbrechen, Licht- und Lärmempfindlichkeit, bleiche Haut, Frieren, Frösteln, Zittern.

Migräne als Durchblutungsstörung?

Es gibt einige Gründe, warum man Änderungen in der Durchblutung des Gehirns – also ein Zuviel oder Zuwenig an Druck in den Blutgefäßen – als Ursache der Migräne vermuten kann:

1. Der Migränekopfschmerz ist pochend und verstärkt sich mit jedem Pulsschlag.

2. Auch bei anderen Störungen der Blutgefäße im Gehirn – z. B. Schlaganfall, Bluthochdruck oder Entzündungen der Blutgefäße – treten Kopfschmerzen auf.

> Schwer zu beschreiben und schwer zu erdulden: Der Migräneschmerz kann in zahlreiche andere Körperregionen ausstrahlen, wandern und tritt außerdem mit den verschiedensten unangenehmen Begleitsymptomen auf.

Zwar kann man während der Auraphase eine Minderdurchblutung des Hirns messen, aber bei der Migräne ohne Aura ist dies nicht feststellbar. Der Migräneschmerz kann folglich nichts mit der Durchblutung zu tun haben, auch wenn die genannten Punkte 1 bis 4 starke Indizien zu sein scheinen.

3. Das Gehirn selbst ist nicht schmerzempfindlich, wohl aber die Blutgefäße des Hirns.

4. Bestimmte Mittel, die so genannten Triptane, welche die Weite der Hirngefäße und damit den Blutdurchfluss beeinflussen, können eine Migräneattacke wirksam stoppen.

5. Während der Auraphase zeigt sich in der Hirnrinde im Bereich des Hinterkopfes eine Minderdurchblutung. Das Interessante: Dieser Bereich ist u. a. für das Sehen zuständig. Und wie Sie bereits erfahren haben, sind die Aurasymptome ja meist visueller Natur.

Begleiterscheinung – nicht Ursache

Auf den ersten Blick sind die Zusammenhänge zwischen Durchblutungsänderungen im Gehirn und der Migräne durchaus plausibel: Jeder der fünf Punkte für sich genommen ist absolut korrekt. Doch die Schlussfolgerung, die Migräne sei eine rein vaskulär (in den Blutgefäßen) begründete Erkrankung, ist dennoch unwahrscheinlich.

Betrachten wir Punkt 5 einmal etwas genauer. Dass es die angesprochene Minderdurchblutung während der Aura gibt, steht außer Frage. Sie wurde mittels zahlreicher Verfahren nachgewiesen. Doch wenn wir uns den Verlauf der Hirndurchblutung bei verschiedenen Migräneformen anschauen, sehen wir sofort, dass dies nicht die Erklärung für die Migräne an sich sein kann. Denn bei der Migräne ohne Aura zeigt sich keinerlei Durchblutungsänderung im Kopf.

Auch die Entstehung der Aura ist unklar

Was aber ist mit der Aura? Wird wenigstens sie durch die Durchblutungsänderungen ausgelöst? Nicht einmal das ist klar. Ob sie dafür verantwortlich sein kann, hängt davon ab, wie stark die Minderdurchblutung in dem betroffenen Hirnareal ist. Beträgt sie tatsächlich 50 Prozent – wie die Anhänger der so genannten vaskulären Hypothese behaupten –, so entstünde ein Sauerstoffmangel für die Hirnzellen, der durchaus zu den Aurasymptomen führen könnte. Sinkt die Durchblutung hingegen um maximal 25 Prozent ab – wie die Verfechter der neurogenen (durch Nerven hervorgerufen) Hypothese annehmen –, so würde dies nicht ausreichen, um die Effekte erklären zu können. Egal, wie die Diskussion am Ende ausgehen mag: Als primäre Ursache der Migräne kommen alleinige Veränderungen der Weite der Adern im Gehirn nicht infrage. Unabhängig von der Stärke der Durchblutungsänderungen dürfen wir sie lediglich als Begleitsymptome werten.

Die merkwürdigen Sinneswahrnehmungen während einer Aura werden von Nervenirritationen hervorgerufen und verschwinden in fast allen Fällen bald wieder.

Migräne als Entzündungsschmerz?

Wenn wir uns bei der Gartenarbeit an einem Dorn verletzt haben und Fremdkörper wie Bakterien in die Wunde eingedrungen sind, oder wenn wir zu lange ohne Schutz in der Sonne gelegen haben, zeigen sich die typischen Anzeichen einer Entzündung: Der betroffene Bereich rötet sich, schwillt an, wird heiß und schmerzt. In beiden Fällen (Dorn, Sonnenbrand) wird Körpergewebe verletzt, und die darauf folgende Entzündungsreaktion ist nichts anderes als der normale Weg des Körpers, die Verletzung zu reparieren. Dabei werden Botenstoffe (so genannte Entzündungsmediatoren) freigesetzt, die für eine stärkere Durchblutung des Bereichs sorgen (Rötung), die Blutgefäße durchlässiger machen, so dass vermehrt Abwehrzellen und Gewebewasser austreten können (Schwellung), den Stoffwechsel am Ort des Geschehens beschleunigen (Hitze) und die Schmerzempfindlichkeit erhöhen. Es handelt sich also um einen sinnvollen Vorgang, der einerseits die Bedingungen für die notwendigen Reparaturen schafft und uns andererseits durch die Schmerzen davor warnt, den verletzten Bereich noch weiter zu belasten.

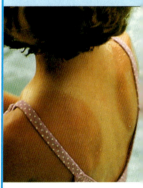

Ähnlich wie bei einem Sonnenbrand die Entzündung von Hautgewebe Schmerzen verursacht, können Entzündungsreaktionen an Adern der Hirnhäute die typischen Migränebeschwerden auslösen.

Sonderfall neurogene Entzündung

Eine Entzündungsreaktion kann jedoch auch von Nerven hervorgerufen werden – daher der Begriff »neurogene Entzündung« –, ohne dass eine Gewebeschädigung oder eine Infektion mit Bakterien vorliegt. In diesem Fall löst eine verstärkte Nerventätigkeit die Freisetzung der Entzündungsbotenstoffe aus. Diese bewirken wie bei jeder anderen Entzündung auch einen verstärkten Blutfluss in den Blutgefäßen der Hirnhäute, machen die Adern durchlässiger und erhöhen die Schmerzempfindlichkeit in dem Bereich.

Auf die Migräne übertragen, kann das Modell der neurogenen Entzündung erklären, warum die Blutgefäße im Gehirn so schmerzempfindlich sind, dass sich der Schmerz bei jedem Pulsschlag verstärkt. Sicher ist, dass die neurogene Entzündung ein wichtiger Mechanismus für den Körper ist, um Schaden abzuwehren. Ungesichert ist hingegen, ob sie tatsächlich eine tragende Rolle für alle Aspekte der Migräneentstehung spielt.

Gehirn unter Hochspannung

Besonders wirkungsvolle Auslöser von Migräneattacken sind plötzliche Veränderungen des normalen Lebensrhythmus. Es scheint so, als ob diese Veränderungen eine kurzzeitige Störung des normalen Informationsflusses bewirken.

Es ist ein besonderes Verdienst des belgischen Migräneforschers Jean Schoenen und seiner Mitarbeiter, diese spezielle Bereitschaft zu einer veränderten Reizverarbeitung durch Labormessungen im Jahre 1984 sichtbar gemacht zu haben. Es handelt sich dabei um eine spezielle Ableitung der Hirnströme, eine Elektro-Enzephalographie (EEG), während der die Patienten auf bestimmte Reize achten und reagieren müssen.

> Das Konzept der neurogenen Entzündung bietet sinnvolle Erklärungen für Teilaspekte der Migräne, weshalb sie in modernen Migränemodellen tatsächlich einen hohen Stellenwert besitzt. Die Ursache der Migräne im Sinne eines Faktors X, der uns Antwort auf alle offenen Fragen gibt, ist die neurogene Entzündung aber ganz sicher nicht.

Fertig machen zum Gasgeben

Was dabei unter Laborbedingungen untersucht wird, ist uns aus dem Alltag gut bekannt: Ein Autofahrer muss vor einer roten Ampel anhalten. Er hat keine Ahnung, wie lange die Ampel schon auf Rot war, und weiß deshalb nicht genau, wann die Gelbphase kommen wird. Er hält sich deshalb in einer Phase mittlerer Bereitschaft und beobachtet aufmerksam, ob die Ampel umschaltet. Sobald die Ampel Gelb zeigt, weiß der Autofahrer, dass nach wenigen Sekunden Grün folgen wird und er dann die Kupplung loslassen und Gas geben muss. Der Autofahrer ist jetzt besonders konzentriert, bereitet sich innerlich auf seine Aufgabe vor und führt sie umgehend nach dem Wechsel auf Grün aus. Während der Phase der erhöhten Bereitschaft direkt vor Ausübung der Handlung muss das Gehirn besonders aktiv sein: Es muss die Handlung vorplanen, damit sie umgehend ausgeübt werden kann, und es muss eine innere Uhr berücksichtigen, um die Zeitspanne zwischen Gelb- und Grünphase abschätzen zu können.

Migränepatienten ticken anders

Diese besondere Bereitschaft lässt sich im EEG sichtbar machen. Natürlich baut man im Labor keine Straßenampeln auf. Das Prinzip aber ist das gleiche.

Üblicherweise geht man z. B. so vor, dass der ans EEG angeschlossene Patient Kopfhörer und eine verschlossene Brille mit eingebauten Lämpchen aufsetzt. Dem Patienten wird gesagt, dass z. B. drei Sekunden, nachdem im Kopfhörer ein Hinweisreiz (etwa ein kurzes Klicken) zu hören ist, das Lämpchen in der Brille aufleuchtet. Sobald dieses Lichtsignal kommt, soll der Patient auf eine Taste drücken. Um aussagekräftige Ergebnisse zu bekommen, wird dieser Vorgang in der Regel mindestens 30-mal wiederholt. Die Pause zwischen den einzelnen Messungen ist dabei unterschiedlich lang, so dass der Patient

Ist Migräne doch ein Fall von Übersensibilität? Zumindest scheint es eine wichtige Rolle zu spielen, dass laut Untersuchungen das Gehirn von Migränepatienten auch in attackenfreien Zeiten sehr viel empfindlicher auf jede Art von Reizen reagiert.

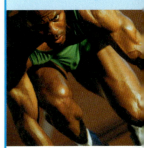

Die äußerste Konzentration und Hochspannung eines Sportlers vor dem Wettkampfstart scheint bei Migränepatienten ein Dauerzustand zu sein: Ihr Gehirn ist ständig in erhöhter Alarmbereitschaft.

nie genau weiß, wann der nächste Hinweisreiz kommt. Die einzelnen Messungen werden mit Hilfe eines Computers gemittelt, und die Höhe der elektrischen Spannungsverschiebung im EEG kann aufgrund der Mittelwerte sehr genau bestimmt werden.

Das Gehirn reagiert reizempfindlicher

Es zeigt sich dabei, dass das Gehirn von Migränepatienten anders auf solche Aufgaben reagiert als das Gehirn von Gesunden oder von Menschen mit anderen Kopfschmerztypen. Es bestehen zwei interessante Auffälligkeiten:

▸ Die Spannungsverschiebung im EEG – also die Zickzacklinien auf dem Papier oder Monitor – ist bei Migränikern deutlich größer als bei anderen Menschen.

▸ Während bei Gesunden die Spannungsverschiebung nach mehreren Messungen zunehmend kleiner wird, bleibt sie bei Migränepatienten hoch.

»Hochspannung« lässt nicht nach

Diese Messungen sind ein wichtiger Beleg dafür, dass das Gehirn von Migränepatienten offensichtlich besonders aktiv auf Reize reagiert. Aber nicht nur das: Während bei gesunden Menschen die Aufmerksamkeit bei mehrmaliger Reizwiederholung mehr und mehr nachlässt, bleibt das Gehirn des Migränepatienten ständig in maximaler Bereitschaft.

Das Gehirn kann anscheinend nicht »abschalten« und steht im wahrsten Sinne des Wortes ständig unter »Hochspannung«. Interessanterweise kann eine erfolgreiche Behandlung der Patienten mit Medikamenten zur Migränevorbeugung – so genannten Betarezeptorenblockern – dieses veränderte elektrische Verhalten des Gehirns normalisieren.

Das Erlernen einer wirksamen Entspannungsmethode und, bei einer akuten Attacke, die möglichst sofortige Reizabschirmung durch Rückzug in ein ruhiges, abgedunkeltes Zimmer können viel dazu beitragen, der erhöhten Reizempfindlichkeit des Gehirns zu begegnen.

VIELE FAKTOREN SPIELEN MIT

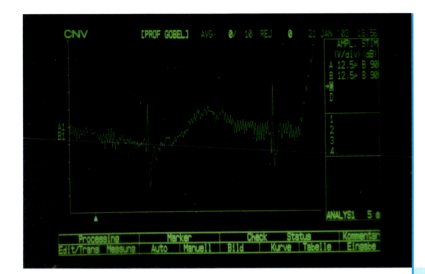

Das Gehirn des Migränepatienten funktioniert schneller und intensiver. Dies lässt sich durch spezielle Hirnstrommessungen dokumentieren.

Praxistauglich – die moderne Entstehungstheorie

Die Migräneforscher haben in den letzten 100 Jahren viel Wissen angehäuft. Die vielen Einzelbefunde – neben zahlreichen anderen die bereits erwähnten Fakten zur vaskulären Theorie, der neurogenen Entzündung und der übermäßigen Aktivität des Gehirns beim Migränekranken – lassen staunen.

Fest steht, dass es nicht ein einzelner Faktor ist, der die Migräne hervorruft. Ich möchte Ihnen hier aber eine Theorie anbieten, in die möglichst viele der gefundenen Daten eingeflossen sind. Obwohl zahlreiche Annahmen dieser Migränetheorie noch nicht in allen Einzelheiten durch Forschungsdaten abgesichert sind, kann dieses Modell eine Reihe von Einzelbefunden in eine sinnvolle Beziehung zueinander setzen. Ich nenne sie die »Neurologisch-verhaltensmedizinische Migränetheorie«.

> Man weiß heute schon sehr viel über zahlreiche Teilaspekte der Migräne. Diese Ansammlung von Wissen beinhaltet jedoch auch ein großes Problem: Die vielen Daten machen ein Verständnis der Vorgänge immer schwieriger.

Der Beginn der Migräneattacke

Nach dieser Migränetheorie besteht beim Patienten eine angeborene Besonderheit der Reizverarbeitung im Gehirn – es arbeitet schneller und intensiver als das Gehirn von nicht Migränegeplagten. Wenn nun bestimmte auslösende Faktoren (so genannte Triggerfaktoren) zu schnell, zu plötzlich, zu lange oder zu intensiv hinzukommen, wird beim Migränekranken eine Kaskade von teils gleichzeitig ablaufenden physiologischen Änderungen in Gang gesetzt, die letztlich den Migräneanfall ausmachen. Die Triggerfaktoren sind gewissermaßen der Tropfen, der das Fass zum Überlaufen bringt. Welche Triggerfaktoren in der jeweiligen Situation entscheidend sind, lässt sich nur bei einem geringen Teil der Patienten voraussagen. Infrage kommen z. B. äußere Reize wie Stress, Lärm, Unregelmäßigkeiten im Schlaf-wach-Rhythmus oder Tagesablauf sowie bestimmte Nahrungsmittel.

> Auch innere Faktoren können eine Attacke auslösen: Änderungen der Hormonlage im Körper, Hunger oder Umstellungen des Stoffwechsels, z. B. durch Medikamente.

Überschwemmung mit Nervenbotenstoffen

Die grundsätzlich erhöhte Aktivität des Gehirns plus Triggerfaktor/en führt nun zu einer plötzlichen und übermäßigen Aktivierung im Gehirn. Binnen kürzester Zeit werden viel zu viele Nervenbotenstoffe freigesetzt, insbesondere das stimmungssteuernde Hormon (»Glückshormon«) Serotonin und andere erregende Neurotransmitter. Das Gehirn missinterpretiert die übermäßige Freisetzung der Botenstoffe als Reaktion des Körpers auf eine Vergiftung. Logische Folge ist die Aktivierung von Schutzreflexen in Form von Übelkeit und Erbrechen. Diese laufen jedoch biologisch ins Leere, da die übermäßige Aktivierung der Botenstoffe schließlich nicht durch eine echte Vergiftung via Nahrungsaufnahme, sondern durch die übermäßige Reizverarbeitung eingeleitet wurde und die übermäßige Konzentration der Nervenbotenstoffe im Gehirn durch Erbrechen nicht beseitigt werden kann. Sinnlose Übelkeit und Brechreiz sind die Folge.

Die Entstehung der Aurasymptome

Gleichzeitig können die übermäßig ausgeschütteten erregenden Nervenbotenstoffe eine so genannte Spreading Depression auslösen – in einer Region des Großhirns, die für die Verarbeitung von Sinneseindrücken zuständig ist.

»Spreading Depression« bedeutet so viel wie »sich ausbreitende Dämpfung (von Nervenzellen)«. Sie ist es, die beim Migränekranken die Aurasymptome produzieren kann. Dabei werden die jeweiligen Hirnzellen zunächst übererregt, um dann in einen Zustand verringerter Aktivität zu verfallen.

Diese Störung der Nervenzellen und die damit verbundene Minderdurchblutung breitet sich mit einer Geschwindigkeit von drei bis sechs Millimetern pro Minute über den Hirnbereich aus. Das ist genau jene Geschwindigkeit, die auch die Aurasymptome bei ihrer Ausbreitung zeigen. Dabei feuern die Nervenzellen an der Ausbreitungsfront stets wie wild, um nach dem Fortrücken der Front in einen Zustand der Lethargie zu verfallen.

Am augenfälligsten wird dies bei jener Auraform, die durch Missempfindungen geprägt ist: Die Aura beginnt beispielsweise mit einem Kribbeln in den Fingerspitzen. Das Kribbeln wandert im Verlauf von 30 bis 60 Minuten den Arm hinauf bis zur Zunge und nimmt dabei den Weg, der durch die gestörten Hirnzellen der Großhirnrinde vorgezeichnet ist. Nach dem Kribbeln bleibt oft eine Taubheit zurück, die der gedämpften Erregung der Hirnzellen entspricht und ebenso wie die übrigen Aurasymptome schließlich verschwindet.

Der Schmerz setzt ein

Durch die Spreading Depression kommt es zu einer Störung der Elektrolytkonzentrationen (z. B. des Mineralstoffs Magnesium) in und zwischen den Zellen. Die Folge ist, dass benachbarte Schmerzrezep-

Was ursprünglich zu der Übererregung der Nervenzellen führt, die den Beginn einer Migräneattacke einleitet, ist meist nicht genau festzustellen. Verdächtig als Triggerfaktor ist jede plötzliche Veränderung im normalen Tagesablauf.

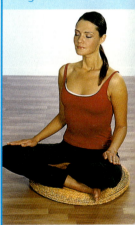

Für Migränepatienten ist das Erlernen einer Entspannungstechnik langfristig eines der wichtigsten Mittel, um Attacken vorzubeugen.

> Die Dauer eines akuten Migräneanfalls kann höchst unterschiedlich sein: Während sich bei manchen Patienten die Fehlregulationen im Zentralnervensystem nach einigen Stunden normalisieren, müssen andere im Extremfall bis zu drei Tage leiden.

toren erregt werden und dadurch in die Lage versetzt werden, Schmerz zu vermitteln. Es dauert etwa 30 bis 60 Minuten, bis dadurch Entzündungsbotenstoffe freigesetzt werden und im Bereich der Blutgefäße in den Hirnhäuten eine neurogene Entzündung hervorrufen. Weil sich die Entzündung in den Blutgefäßen ausbreitet – und mithin auch die Schmerzempfindlichkeit –, summieren sich die Folgen der Entzündung sowohl räumlich als auch zeitlich: Der Migräneschmerz breitet sich in typischer Weise über verschiedene Areale des Kopfes hinweg aus und nimmt mit der Zeit an Intensität zu. Diese dauert so lange, bis die Kompensationsmechanismen des Körpers greifen. Dazu gehören der Abbau der in der Anfangsphase verstärkt freigesetzten Nervenbotenstoffe und die Aktivierung der körpereigenen Schmerzabwehrsysteme.

Bis diese Mechanismen in der Lage sind, die Fehlregulation im Zentralnervensystem auszugleichen, können mehrere Stunden, in Einzelfällen auch bis zu drei Tage vergehen.

Mit oder ohne Aura?

Welche Mechanismen zu einer Migräne mit bzw. ohne Aura führen, ist bisher noch nicht eindeutig gesichert. Eine mögliche Erklärung ist, dass die beschriebenen Vorgänge bei der Migräne mit Aura anfangs wesentlich schneller ablaufen und dadurch zu relevanten Blutflussveränderungen im zentralen Nervensystem führen, die für die Ausbildung der Aura verantwortlich gemacht werden können.

Dagegen könnte bei der Migräne ohne Aura ein sehr langsamer, erst allmählich sich entwickelnder Mechanismus in Gang gesetzt werden, dessen Störungen nicht zu einer bemerkenswerten Veränderung des Blutflusses führen, jedoch in der Folge dann ebenfalls die entzündungserzeugenden Nervenbotenstoffe freisetzen und zu einer Schmerzinduktion im Bereich der Blutgefäße in den Hirnhäuten führen.

Funkstörung im Gehirn

Die zu Beginn der Attacke zu viel freigesetzten Botenstoffe müssen natürlich auch wieder abgebaut werden. Doch durch den rasanten Abbau dieser Botenstoffe schließt sich eine Phase der Botenstofferschöpfung an – die Speicher der so wichtigen Nervenbotenstoffe sind zunächst leer und müssen wieder aufgefüllt werden. Doch ohne Botenstoffe keine bzw. keine korrekte Reizleitung im Gehirn. Folge: Die globale Informationsverarbeitung im Gehirn ist gestört.

Auch das Stammhirn ist betroffen

Die Folge der durch übermäßige Freisetzung von Nervenbotenstoffen eingeleiteten Entzündung ist auch eine Aktivierung von Nervenzentren des Hirnstamms. Dadurch können auch Körperbereiche in das Schmerzerleben mit einbezogen werden, die zunächst gar nicht beteiligt waren.

Diese sensorische Überbeanspruchung könnte auch eine Erklärung dafür sein, dass normalerweise nicht schmerzhafte Reize während der Migräneattacke als extrem unangenehm erlebt werden, insbesondere in Form einer Licht- und einer Lärmüberempfindlichkeit. Therapeutische Maßnahmen, wie z. B. Massagen, Wärmeanwendungen oder Triggerpunktinjektionen im Bereich der Kopf- und Nackenmuskulatur, können den permanenten unterschwelligen Reizeinfluss im Hirnstamm reduzieren und dadurch von den Migränepatienten als angenehm erlebt werden, ohne jedoch am Weiterbestehen der Migräneattacke etwas zu ändern.

Der Einfluss mentaler Mechanismen auf das Migränegeschehen – insbesondere von Kognitionen, Emotionen, Fähigkeiten, auf Reize aktiv handelnd einwirken zu können (z. B. Stressbewältigung), und psychischer Entspannung – kann durch Aktivierung der körpereigenen Schmerzkontrollsysteme verstanden werden.

> Zu den häufig bei einer Migräneattacke mit einbezogenen Schmerzzonen zählen insbesondere die Schulter- und Nackenmuskulatur sowie Bereiche des Schädels, die nicht direkt von der neurogenen Entzündung betroffen sind. Dies wird durch die Aktivierung von Nervenzentren des Hirnstamms erklärt.

Mögliche Auslöser der Attacken

Bei der Suche nach Erklärungen für Migräneattacken müssen auslösende Faktoren – so genannte Triggerfaktoren – im Sinne eines »Anstoßens« der Migräneattacke von den eigentlichen Ursachen streng getrennt werden. Während die Ursache in einer spezifischen übermäßigen Reaktionsbereitschaft des Organismus besteht, können Triggerfaktoren sehr mannigfaltige Bedingungen sein, die die Migränekaskade zum Ablaufen bringen. Ein Großteil der Migräneattacken kommt wie aus heiterem Himmel: Es lässt sich kein spezifischer Triggerfaktor für die spezielle Migräneattacke finden.

Stress – für jeden etwas anderes

Die Ansichten über das, was Stress ist, klaffen weit auseinander. Für den einen ist es Stress, was ihn an seinem Arbeitsplatz erwartet, für den anderen das lebendige Treiben von Kindern. Manch einer ist »im Stress«, weil er noch rasch etwas erledigen will oder weil er immer noch nichts zu essen bekommen hat. Mindestens ebenso unterschiedlich wie die populären Vorstellungen von Stress sind die wissenschaftlichen. Etwas überspitzt formuliert könnte man sagen, dass jede Fachrichtung, sei es die Psychologie, die Biologie, die Ökologie oder eine andere, ihre eigene Definition besitzt.

Am weitesten verbreitet ist noch ein Reiz-Reaktions-Modell, das auf den Arbeiten des 1982 verstorbenen Biochemikers und Physiologen Hans Selye basiert. Nach diesem Modell wird Stress als eine Folge von schädigenden physikalischen, psychischen und sozialen Einflüssen (in dem Modell Stressoren genannt) aufgefasst, welche ein weit-

---

Stress ist sicher ein Migräneauslöser – nur was ist Stress eigentlich? Die Stressoren selbst können dabei alles Mögliche sein: Kälte oder Hitze, körperliche Belastung, der Verlust eines Angehörigen, die Arbeitssituation u. v. a. m.

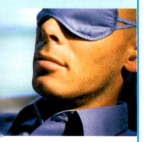

»Reizüberflutung« ist ein Modewort und bezeichnet einen der Hauptstressoren in unserem Alltag. Manchmal muss man einfach die Augen schließen, um den Strom der Eindrücke zu unterbrechen.

gehend identisches Reaktionsmuster bei den Betroffenen auslösen. Ziel der Reaktionen des Gesamtorganismus ist es dabei, die störenden Einflüsse zu kompensieren, den Organismus also an die Stressoren anzupassen (allgemeines Adaptationssyndrom).

Das individuelle Erleben entscheidet

Es gibt eine Skala, auf der verschiedene kritische Lebensereignisse hinsichtlich ihrer stressauslösenden Potenz in eine Rangreihe gebracht wurden, die so genannte soziale Veränderungsbeurteilungsskala. Es ist jedoch dabei zu beachten, dass in diese Skala nur Mittelwerte eingegangen sind. Wie aber jeder Einzelne auf solche stressauslösenden Ereignisse reagiert, kann vollkommen verschieden sein, da jeder etwas anderes als »stressig« empfindet.

Was für den einen schon Stress ist – etwa das Kennenlernen neuer Menschen –, ist für einen anderen eine willkommene Abwechslung. Es kommt also auch auf die Wertung an. Unabhängig davon gibt die Skala jedoch einen guten Überblick über das, was von vielen als Stress empfunden werden kann.

> Es kristallisiert sich heraus, dass der gemeinsame Nenner aller Triggerfaktoren eine plötzliche Veränderung des normalen Lebensrhythmus ist. Durch welche Faktoren, durch welche Mechanismen und Umstände diese Veränderung herbeigeführt wird, scheint dabei weniger von Bedeutung zu sein.

Die wichtigsten Triggerfaktoren

Folgende Triggerfaktoren sind besonders potente Kandidaten, um eine Migräneattacke in Gang zu bringen:

- ▶ Plötzlicher Stress
- ▶ Veränderungen des Tagesrhythmus
- ▶ Ausgeprägte Emotionen
- ▶ Hormonelle Veränderungen
- ▶ Auslassen von Mahlzeiten
- ▶ Überanstrengung und Erschöpfung

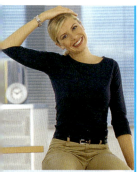

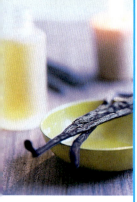

Ob Gymnastik oder die bewusste Gestaltung einer entspannenden Atmosphäre: Finden Sie Ihre individuelle Strategie, um Stress abzubauen.

Stress muss nicht stressig werden

Im täglichen Leben gibt es jedoch eine ganze Reihe verschiedenster Stresserfahrungen, die nicht in der Skala vorkommen. Dies kann z. B. das Klingeln eines Telefons im unerwarteten Augenblick sein, sich ständig ändernde Lichtverhältnisse oder auch die berühmte Fliege an der Wand. Diese alltäglichen Stressoren können sich erst in der Summe zu bedeutsamen Faktoren entwickeln.

Darüber hinaus sind positive Erlebnisse im Alltag sehr wichtig, um solche geringfügigen Stresserfahrungen zu kompensieren. So können positive Erlebnisse kleine Stressoren, die sich sonst addieren, wieder aufwiegen. Das kann eine gute Nachricht sein, ein Blumenstrauß oder einfach die Erfahrung, gut ausgeschlafen zu haben.

Neben der eigentlichen Stresssituation und deren Bewertung ist jedoch auch die Fähigkeit des Einzelnen wichtig, auf die stresshafte Situation einzuwirken und Verhaltensstrategien zu entwickeln, um eine bestimmte Situation erst gar nicht in Stress ausarten zu lassen (Coping-Fähigkeiten).

Wann Stress Migräne auslöst

Stress, Belastungen und emotionale Einflüsse sind es, die von Migränepatienten am häufigsten als auslösende oder verschlimmernde Faktoren für Migräneattacken genannt werden. Systematische Studien belegen, dass es nicht auf das absolute Stressniveau – also gewissermaßen den Grad an Stress – ankommt, sondern vielmehr auf plötzliche Veränderungen im Stressniveau. Entsprechend lassen sich zwei Bedingungsfolgen, nämlich

- Stress-Entspannung-Migräne und
- Entspannung-Stress-Migräne

abgrenzen. Wenn es also gelingt, so kann man daraus folgern, den Niveauunterschied zwischen entspanntem Normalzustand und Stress zu verringern, so müsste sich eigentlich auch die Anfallshäufigkeit reduzieren. Und genau das ist der Fall. Zweifelsfrei gehören deshalb Entspannungsverfahren wie z. B. die progressive Muskelrelaxation sowie die Planung eines regelmäßigen Tagesablaufs zu den wichtigsten Bausteinen einer nichtmedikamentösen Migränetherapie.

Der Schlaf-wach-Rhythmus

Die meisten Migräneattacken werden entweder am frühen Morgen oder am Nachmittag ausgelöst. Ein Zusammenhang mit dem Schlaf-wach-Rhythmus wird deshalb natürlich intensiv diskutiert. Einzelfallberichten zufolge soll besonders bei der Migräne ohne Aura eine Bindung an das Schlafmuster vorliegen. Bei einem kurzen Schlaf löst danach erst das Erreichen tieferer Schlafstadien, wie insbesondere die REM-Phase 3 und die REM-Phase 4, Migräneattacken aus. Entsprechend sollen auch besonders lange und tiefe Schlafphasen in der Nacht in der Lage sein, an den betreffenden Tagen Migräneattacken in Gang zu bringen.

> Die progressive Muskelrelaxation wurde von dem amerikanischen Neurologen Jacobson entwickelt. Dieses Verfahren wird bei Kopfschmerzen, insbesondere bei Migräne, favorisiert, da es am leichtesten erlernbar ist und sich auch als am effektivsten erwiesen hat.

Die Schlafphasen

▶ Nach dem Einschlafen geht es zunächst stufenweise »hinunter« in die tiefste Tiefschlafphase (Non-REM-Schlaf).

▶ Etwa 80 bis 90 Minuten nach dem Einschlafen tauchen wir auf in die erste REM-Schlafphase (REM = rapid eye movement, schnelle Augenbewegungen), in der wir besonders intensiv träumen. Diese Phase dauert etwa fünf bis zehn Minuten und wird wieder gefolgt von einem Abstieg in den Tiefschlaf.

▶ Je nach Länge des Nachtschlafs kommen wir auf vier bis fünf dieser Zyklen Non-REM-/REM-Schlaf, wobei die Tiefe der Non-REM-Phasen abnimmt und die Länge der REM-Phasen zunimmt.

Der Ausschlaftag wird oft Migränetag

Wenngleich diese Daten nicht durch kontrollierte Studien belegt sind – es handelt sich eben nur um Einzelfallberichte –, so gibt es doch einiges mehr, das für einen Zusammenhang zwischen Schlaf und Migräne spricht. So z. B. die Tatsache, dass bei Bindung der Migräne an bestimmte Wochentage der Samstag mit der größten Häufigkeit als Migränetag vorkommt. Ein wichtiger Grund dafür könnte sein, dass am Samstag später aufgestanden bzw. am Freitag später ins Bett gegangen wird.

Auch Ernährungsfaktoren spielen mit

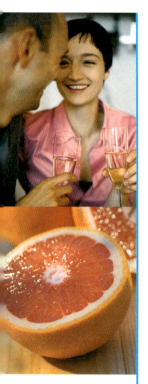

Natürlich können solche monokausalen Erklärungsversuche durch andere Bedingungen überdeckt sein. Dazu gehört insbesondere die Entspannung sowie die veränderte Nahrungseinnahme am Wochenende, einschließlich Kaffeekonsum. Diese mannigfaltigen Variablen zeigen, dass ein monokausales Denken bei der Suche nach Auslösefaktoren von Migräneattacken wenig sinnvoll ist. Dennoch scheint es sinnvoll, den potenziellen Auslöser Schlaf-wach-Rhythmus im Hinterkopf zu behalten und weiter systematisch zu erforschen.

Von Alkohol bis Zitrusfrüchte

Viele Nahrungsmittel und vor allem alkoholische Getränke stehen im Verdacht, Migräneattacken auslösen zu können. Noch häufiger aber ist das Auslassen von Mahlzeiten verantwortlich.

Nahrungsmittel werden nicht nur in der Bevölkerung, sondern auch von Ärzten sehr häufig als potente Auslöser von Migräneattacken angesehen. Bei der Beurteilung, inwieweit Nahrungsmittel tatsächlich Triggerfaktoren darstellen, müssen wir aber sehr, sehr vorsichtig sein. Ich möchte hier keinesfalls den Eindruck erwecken, die Meinungen der Patienten nicht ernst zu nehmen. Das Gegenteil ist der Fall. Ich möchte Sie nur dafür sensibilisieren, dass sich hier leicht Vorurteile einschleichen, die dann obendrein sehr breit gestreut wieder

VERDÄCHTIGE
LEBENSMITTEL

auftauchen. Es ist nur verständlich, dass man bei einer so behindernden Erkrankung wie der Migräne jede einfache Erklärung gern glauben möchte. Doch leider ist die Migräne nicht so einfach. Versuchen Sie deshalb bitte – und das gilt im Grunde für alle Aspekte und Auslöser der Migräne –, so objektiv wie möglich zu bleiben, wenn Ihnen jemand »des Rätsels Lösung« erklären möchte.

Das Glas Sekt am Nachmittag

Etwa 20 Prozent aller Migränepatienten berichten, dass bei ihnen nahrungsbedingte Triggerfaktoren eine Rolle spielen, besonders häufig Alkohol. In der Regel gilt dies dann für alle alkoholischen Getränke. Einige wenige meinen, es seien nur bestimmte alkoholische Getränke, insbesondere Rotwein und Sekt.

Interessant daran ist, dass dabei oft nicht allein das alkoholische Getränk eine Rolle spielt, sondern auch und vor allem die Tageszeit, zu der es konsumiert wird. So gibt es Menschen, bei denen z. B. Sekt nach 20 Uhr folgenlos bleibt, am frühen Nachmittag bei der Verabschiedung eines Arbeitskollegen hingegen mit nahezu 100-prozentiger Wahrscheinlichkeit eine Migräneattacke auslöst.

Wer nach Rotwein oder Sekt Migräne bekommt, sollte natürlich darauf verzichten – auch wenn die Unverträglichkeit nicht wissenschaftlich nachweisbar ist. Bevor man jedoch allzu viel »Verdächtiges« vom Speiseplan streicht, sollte man lieber genau Tagebuch führen, um Zusammenhänge sichtbar zu machen.

Vermutete »Sündenböcke«

Besonders häufig werden folgende Nahrungsmittel als Migräne-Triggerfaktoren angegeben:

- ▶ Alkohol
- ▶ Frittierte Nahrungsmittel
- ▶ Gemüse
- ▶ Getreideprodukte
- ▶ Kaffee
- ▶ Meeresfrüchte
- ▶ Molkereiprodukte
- ▶ Schokolade
- ▶ Tee
- ▶ Zitrusfrüchte

Studien widersprechen sich oft

Bislang sind die biochemischen Bestandteile der Nahrungsmittel, welche für die Auslösung von Migräneattacken verantwortlich gemacht werden müssen, weitgehend unbekannt. So reagieren denn auch die meisten Patienten nicht nur auf ein einziges, sondern auf eine ganze Reihe verschiedener Nahrungsmittel.

Demnach könnte also sowohl ein einzelner Stoff als auch ein Gemisch verschiedener Stoffe in den Nahrungsmitteln zur Auslösung der Migräneattacken führen.

Verdächtig ist das Tyramin

Ein solcher Stoff konnte möglicherweise bereits dingfest gemacht werden: Tyramin. Es handelt sich dabei um eine Aminosäure, die im Körper von Mensch, Tier und Pflanze einen Grundbaustein für höhere Eiweiße bildet. Tyramin ist blutdrucksteigernd und kommt in größeren Mengen z. B. in Hering, Trauben, Tomaten, Kohl, Rotwein, gealtertem Käse, Zitrusfrüchten, Nüssen, Hefeprodukten, Feigen, Sojabohnen, Rosinen und geräucherten Fleischwaren vor. Dieses Tyramin nun ist laut mancher Studien in der Lage, mit größerer Wahrscheinlichkeit Migräneattacken hervorzurufen als ein Plazebo (wirkstofffreies Scheinpräparat). Doch es gibt viele Nahrungsmittel, die als potente Triggerfaktoren angesehen werden, aber nur sehr wenig Tyramin beinhalten. Dazu gehört z. B. die Schokolade.

Mit dem Stoff Tyramin meinte man, einen der Migräneauslöser dingfest gemacht zu haben. Andere Untersuchungen haben aber Tyramin als Auslöser von Migräneattacken nicht bestätigen können. Leider gibt die Forschung zu diesem Thema derzeit nicht mehr her.

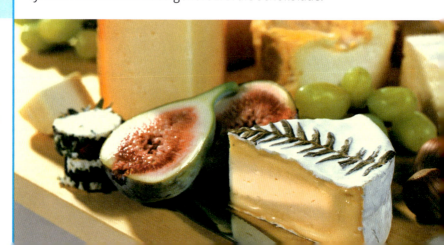

Tyramin – ein Auslöser? Viele Migränepatienten haben damit keinerlei Probleme.

Definitive Aussagen bisher unmöglich

Zurzeit ist es nicht mit Sicherheit möglich, die Auslösung von Migräneattacken mit einem bestimmten Stoff in Verbindung zu bringen. Möglicherweise verhält es sich hier aber ähnlich wie bei der Auslösung von Migräneattacken durch Alkohol: Nicht das Nahrungsmittel allein, sondern Zeitpunkt und Art der Nahrungsmitteleinnahme müssen für die Auslösung von Migräneattacken verantwortlich gemacht werden. Für die letztgenannte Annahme spricht, dass es nach dem Abklingen einer Migräneattacke bei vielen Patienten eine Zeit von mehreren Tagen gibt, in der Nahrungsmittel vertragen werden, die normalerweise eine Migräneattacke auslösen. Dies trifft beispielsweise auf Käse oder Schokolade zu. Daraus könnte folgen, dass im Organismus möglicherweise ein Vermittler für die Auslösung der Migräneattacke gespeichert wird, der mit dem Beginn der Migräneattacke freigesetzt wird. Danach könnten die entsprechenden Speicher dann erschöpft sein, um erst innerhalb einer gewissen Zeitspanne wieder aufgefüllt zu werden. Während dieser Aufbauphase des Speichers können anscheinend Nahrungsmittel eingenommen werden oder andere Triggerfaktoren einwirken, ohne dass eine Migräneattacke ausgelöst wird. Bis heute jedoch gibt es zu wenige kontrollierte Studien und zu wenige klare Daten zu diesem Problem, um eine definitive Aussage machen zu können.

> Ob ein Nahrungsmittel als Triggerfaktor für eine Migräneattacke wirkt, ist eine ganz individuelle Sache. Nur durch Selbstbeobachtung und -versuche kann man im Einzelfall herausfinden, wovon man besser die Finger lässt.

Die üblichen weiteren Verdächtigen

Weitere Einzelfaktoren in Nahrungsmitteln, die als Triggerfaktoren verdächtigt werden, sind Konservierungsmittel wie Pökelsalz, Tartrazin sowie Benzoesäure. Für das Chinarestaurant-Syndrom wurde der Gewürzverstärker Glutamat verantwortlich gemacht. Allerdings wurde dazu mittlerweile eine kontrollierte Studie im Doppelblinddesign durchgeführt, die den bisher von Kopfschmerzforschern akzep-

> Wer ohne seinen Kaffee am Tag einfach nicht über die Runden kommt, braucht wegen Migräne auf diesen Muntermacher nicht zu verzichten: Man hat sogar festgestellt, dass gerade das Weglassen von Koffein bei gewohnheitsmäßigen Kaffeetrinkern eine Attacke auslösen kann. Fazit: Entweder ganz ohne Kaffee leben oder ihn regelmäßig, am besten zu festen Zeiten, trinken.

tierten Auslöser Glutamat für das Chinarestaurant-Syndrom nicht bestätigen konnte. Auch diese Tatsache zeigt noch einmal, wie vorsichtig man bei der Interpretation von Einzelfaktoren sein muss.

Der Süßstoff Aspartam

Ein weiterer Einzelfaktor, der für Migräneattacken verantwortlich gemacht wurde, ist Aspartam, ein künstlicher Süßstoff, der insbesondere in so genannten Light-Getränken enthalten ist. Sorgfältige Analysen zeigten jedoch auch hier, dass bei vielen Menschen, die eine entsprechende Empfindlichkeit angaben, diese unter kontrollierten Bedingungen nicht nachgewiesen werden konnte. Auch hier gilt, dass in der Regel die Einnahme von Light-Getränken mit sonstigen diätetischen Veränderungen einhergeht und möglicherweise gar nicht das Getränk, sondern vielmehr das gesamte Nahrungseinnahmeverhalten für die Auslösung von Migräneattacken verantwortlich zu machen ist – einschließlich der Zeit der Nahrungsmittelzufuhr, dem Auslassen von Mahlzeiten sowie der Zusammensetzung der Gesamternährung.

Kaffee – ein kleiner Lichtblick

Nach den vielen »könnte«, »möglicherweise« und »eventuell« gibt es einen Befund, der mittlerweile recht gut mit Studien untermauert ist: der Zusammenhang zwischen Koffein und Migräneattacken. So zeigte sich in einer doppelblinden, randomisierten Cross-over-Studie (siehe Kasten Seite 67), dass bei Probanden, die normalerweise bis zu sechs Tassen Kaffee am Tag trinken, die Einnahme von dekoffeiniertem Kaffee tatsächlich mit einer erhöhten Wahrscheinlichkeit für Migräneattacken einhergeht. Die Kopfschmerzen beginnen in der Regel am ersten Tag nach dem Auslassen des Koffeins und haben eine mittlere Dauer von zwei bis drei Tagen.

MIGRÄNE DURCH
ARZNEIEN

So werden Studien durchgeführt

Doppelblinde, randomisierte Cross-over-Studien – was ist das eigentlich?

▶ Doppelblind bedeutet, dass weder der Untersucher, also derjenige, der z. B. das Präparat verabreicht, noch die Testperson weiß, ob es sich um ein echtes Präparat oder ein wirkstofffreies Scheinpräparat (Plazebo) handelt. So soll ausgeschlossen werden, dass der Untersucher die Testperson unbewusst beeinflusst.

▶ Randomisiert bedeutet, dass die Zuordnung zur jeweiligen Behandlung durch eine zufällige Auswahl der Testpersonen getroffen wird.

▶ Und der Begriff »Cross-over« meint, dass die Testpersonen nicht nur entweder Präparat A oder B erhalten, sondern – in einem gewissen zeitlichen Abstand – beide Präparate nacheinander.

Derartige Studien genießen unter Forschern einen hohen Stellenwert, schließen sie doch zahlreiche mögliche Fehlerquellen aus.

Weitere mögliche Auslöser

Verschiedene Medikamente

Für eine Vielzahl von Medikamenten werden Kopfschmerzen als unerwünschte Nebenwirkung angegeben. Bisher ist es jedoch leider unklar, ob es sich bei den jeweiligen Kopfschmerzen tatsächlich um Migräneattacken handelt oder nur um symptomatische Kopfschmerzen aufgrund einer akuten oder chronischen Wirkung der jeweiligen im Medikament enthaltenen Substanz.

Für Stickstoffmonoxid – es wird im Körper z. B. aus Medikamenten gegen Bluthochdruck und Mangeldurchblutung des Herzes freigesetzt – liegt mittlerweile eine Reihe von Untersuchungen vor. Diese

Um herauszufinden, ob eine bestimmte Substanz wirklich die erhoffte – oder auch die befürchtete – Wirkung zeigt, sind aufwändige Langzeitstudien nötig. Der Kasten erklärt, wie man zu zuverlässigen Ergebnissen kommen kann.

weisen darauf hin, dass die Substanz tatsächlich in der Lage ist, Kopfschmerzattacken auszulösen, die den Migräneattacken zumindest gleichen. Medikamente, die häufig zu Kopfschmerzen führen, sind insbesondere Östrogene, Ergotalkaloide, Koffein, Indometacin (z. B. eingesetzt bei Arthritis, Wirbelsäulenleiden oder Menstruationsbeschwerden), Reserpin (gegen Bluthochdruck), Nifedipin (gegen Bluthochdruck und Angina pectoris) und Dipyridamol (Vorbeugung von Schlaganfall, nach Herzinfarkt).

Die unkontrollierte Selbstbehandlung mit Medikamenten kann den Kopfschmerz verschlimmern oder sogar auslösen. Wer aufgrund einer chronischen Krankheit ständig Medikamente nehmen muss, sollte nach Rücksprache mit dem Arzt eventuell das Präparat wechseln, falls Migräneattacken auftreten.

Ist mal wieder das Wetter schuld?

Wetterfaktoren werden in der Bevölkerung als besonders wichtig in der Auslösung von Migräneattacken angesehen. In Süddeutschland lebende Migräniker machen besonders gern den Föhn verantwortlich. Vom wissenschaftlichen Standpunkt aus betrachtet sieht das Bild jedoch ganz anders aus: Bis heute gibt es keine ernst zu nehmenden Studien, die einen Zusammenhang zwischen Wettersituationen und der Auslösung von Migräneattacken belegen würden. Wenn man genauer analysiert, wie sich Migräneattacken zu Wettermechanismen verhalten, zeigt sich, dass nur ein verschwindend geringer Anteil von etwa drei Prozent der Migräneanfälle mit bestimmten Wetterlagen in Verbindung gebracht werden kann.

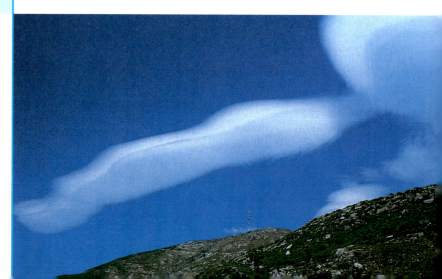

Föhn beschert milde Temperaturen und beste Fernsicht. Er ist dennoch unbeliebt, weil er – vermutlich zu Unrecht – mit dem Auftreten vieler Beschwerden in Verbindung gebracht wird.

Migräne gibt es in jeder Klimazone

Zudem gibt es indirekte Gründe, die gegen einen vermeintlich hohen Stellenwert von Wettersituationen als Auslöser sprechen: die weitgehende Übereinstimmung der Migränehäufigkeit in den verschiedenen Ländern der Welt und insbesondere auch die weltweit große Übereinstimmung der Häufigkeit der Kopfschmerztage pro Monat oder Jahr. Auch wenn Sie bisher der Meinung waren, dass Ihre Migräne mit dem Wetter in Verbindung steht, versuchen Sie sich bitte klar zu machen, dass es überall auf der Welt Migräne gibt und überall auch bestimmte Wetterlagen.

Die Wahrscheinlichkeit, dass man als Betroffener eine Verbindung herstellt, ist entsprechend hoch. Doch leider gibt es diese Verbindung nicht, abgesehen von ganz seltenen Fällen. Sollten Sie dazugehören, so wären Sie tatsächlich eine Ausnahme. Aber die Wahrscheinlichkeit ist eben ausgesprochen gering. Suchen Sie lieber nach anderen möglichen Auslösern.

Hormonelle Veränderungen

Vor allem bei Frauen mit Migräne ist der Zusammenhang mit den hormonellen Schwankungen während des Menstruationszyklus nahe liegend und wird von Frauen auch immer wieder genannt. Tatsächlich gibt es diesen Zusammenhang, wenngleich nicht in dem Ausmaß, wie gemeinhin angenommen wird.

Kurz vor der Menstruationsblutung sinken sowohl der Östrogenspiegel als auch der Progesteronspiegel. Sicher ist, dass genau dieses Absinken des Östrogens bei etwa fünf Prozent der von Migräne betroffenen Frauen den Auslöser für die Migräneattacken darstellt. Ein Zusammenhang mit dem Progesteron sowie den anderen Hormonen des Zyklus (Follikelstimulierendes Hormon, Luteinisierendes Hormon) konnte nicht gefunden werden.

> Nobody is perfect, schon gar nicht, was das Erinnern möglicher Auslösefaktoren der einzelnen Migräneattacken angeht. Benutzen Sie deshalb bitte die Triggerfaktoren-Checkliste von Seite 76, um alle relevanten Fakten festzuhalten. Sollten Sie weitere als die aufgeführten Faktoren für wichtig erachten, schreiben Sie diese bitte unbedingt dazu.

Der eine verlässt sich ganz auf schnell wirkende Tabletten für den akuten Fall, der andere fürchtet die Nebenwirkungen zu häufiger Medikamenteneinnahme. Ob als Ergänzung oder weitgehender Ersatz einer medikamentösen Therapie: Alle Migränepatienten können und sollten selbst etwas dafür tun, Häufigkeit und Schwere der Attacken zu verringern.

Migränefrei durch richtiges Verhalten

Auslöser vermeiden und
Attacken abfangen

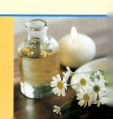

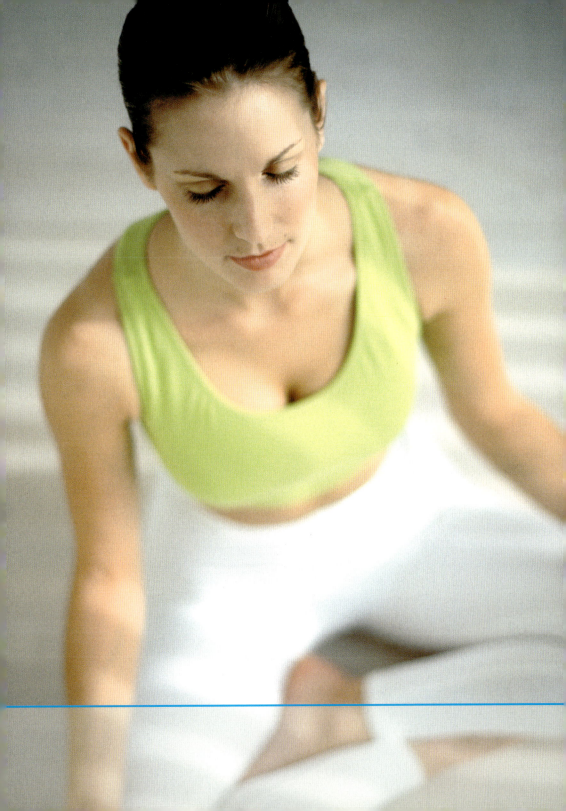

Attacken lindern und Anfällen vorbeugen

Der beste Migräneanfall ist der, der gar nicht erst stattfindet. Und wenn er doch stattfindet, so soll er zumindest weniger heftig ausfallen als üblich. Das ist das Thema dieses Kapitels: Wie lassen sich Anfallshäufigkeit sowie Schwere reduzieren? Beides ist in sehr vielen Fällen machbar, und zwar ganz ohne Medikamente.

Doch das gibt es nicht zum Nulltarif. Es erfordert Arbeit, vom Patienten und vom Arzt. Beide müssen an einem Strang ziehen, konsequent und dauerhaft. Das bedeutet für den Patienten im Verlauf der Behandlung vor allem, dass er anhand des Kopfschmerztagebuchs genauestens jeden Anfall protokolliert.

Am Anfang steht die Diagnose

Wirksame Vorbeugung ist natürlich nur dann möglich, wenn die Erkrankung genau bekannt ist. Das bedeutet, dass zunächst eine detaillierte Diagnose nach den Kriterien der Internationalen Kopfschmerzgesellschaft erstellt werden muss. Ob die Kriterien der jeweiligen Kategorie erfüllt sind, lässt sich nur in einem ausführlichen Gespräch zwischen Arzt und Patient über die Symptome herausfinden. Zudem müssen die gesamte Krankengeschichte des Patienten untersucht und eine allgemeine sowie eine neurologische Untersuchung vorgenommen werden. Dies ist die Basis für ein Vertrauensverhältnis zwischen dem Patienten und dem behandelnden Arzt: Wenn der Patient sich in seiner Erkrankung ernst genommen fühlt, wird er auch bereit sein, aktiv an der Prophylaxe teilzunehmen. In einem zehnminütigen Gespräch ist dies nicht zu erreichen.

Das übliche Verhältnis zwischen Arzt und Patient – Verschreiber von Medikamenten und Konsument derselben – muss sich zu einem partnerschaftlichen Verhältnis wandeln, in dem der Arzt den Patienten optimal informiert und dieser wiederum dem Arzt alle Informationen zu seiner Erkrankung zugänglich macht, die er benötigt.

Meist mehr als ein Kopfschmerz

Im typischen Fall leidet der Patient nicht nur an einer, sondern an zwei oder gar mehr Kopfschmerzformen. Aus diesem Grund muss er wissen, welche Kopfschmerzform er spezifisch mit welcher Maßnahme behandeln soll. Der Kopfschmerzpatient muss in die Lage versetzt werden, auch außerhalb der Praxis ohne Arzt die empfohlene Therapie bei der jeweiligen Kopfschmerzform einzusetzen. Deshalb muss nicht nur der Arzt die diagnostischen Kriterien der unterschiedlichen Kopfschmerzerkrankungen kennen, sondern auch der Patient. Dazu muss der Patient Kopfschmerzfragebogen, Kopfschmerztagebuch, Informationsmaterial sowie eine Liste mit Patientenratgebern in die Hand bekommen. Ideal ist auch ein Behandlungspass, der über die Merkmale der wichtigsten Kopfschmerzformen Auskunft gibt, ein Kopfschmerztagebuch beinhaltet und auf den letzten Seiten die Möglichkeit bietet, die verschiedenen Therapievorschläge für die unterschiedlichen Kopfschmerzformen zu skizzieren. Entsprechende Materialien finden Sie unter www.schmerzklinik.de und auf den Umschlaginnenklappen dieses Buches.

> Es ist unmöglich für den Patienten, alle Informationen über die verschiedenen Kopfschmerzformen und die jeweilige Behandlung in verschiedenen Situationen während einer Sprechstundensitzung zu verstehen und sich zu merken. Aus diesem Grund muss der Arzt dafür sorgen, dass schriftliche Aufzeichnungen während der Sprechstunde gemacht werden, die der Patient dann mit nach Hause nehmen kann.

Bloß kein Diagnose-Zickzack

Wenn die Kriterien der Migräne erfüllt sind und der neurologische Untersuchungsbefund regelrecht ist – also keine anderen Erkrankungen infrage kommen –, muss der Patient erfahren, dass er eindeutig an Migräne leidet und welche Ursachen dies hat. Der Patient muss dies wissen, da er ansonsten aller Wahrscheinlichkeit nach immer nach weiteren Erklärungen für seine Kopfschmerzen suchen wird. Er muss wissen, dass die Migräne eine eigenständige Erkrankung ist. Nur dann kann er verstehen, dass weitere apparative diagnostische Maßnahmen sinnlos sind und allenfalls unnötige Risiken und Zeitverlust mit sich bringen (z. B. Röntgen).

MIGRÄNEFREI DURCH RICHTIGES VERHALTEN

Um die Entstehung von Migräneanfällen zu verstehen, muss der Patient auch lernen, zwischen der Ursache der Migräne – einer besonderen Reaktionsbereitschaft des Gehirns – und den Auslösern eines Kopfschmerzanfalls zu unterscheiden.

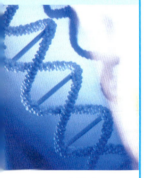

Die Anfälligkeit für Migräne scheint manchen in die Wiege gelegt zu sein und ist bisher nicht behandelbar. Wohl aber gibt es Möglichkeiten, den akuten Schmerzattacken vorzubeugen oder sie zu lindern.

Ein häufiger Fehler in der Migränetherapie ist leider, dass der Patient über seine Diagnose verunsichert wird. Denn viele Ärzte leiten während des Behandlungsverlaufs wiederholt weitere diagnostische Maßnahmen ein. Dann werden z. B. nochmals die Nasennebenhöhlen, die Augen, das Kiefergelenk oder die Halswirbelsäule untersucht. Der Patient merkt dann natürlich sofort, dass der Arzt sich in seiner Diagnose nicht sicher ist, da er ja sonst keine weiteren Untersuchungen mehr bräuchte.

Die Motivation eines Patienten, sich auf therapeutische Maßnahmen einzulassen – die ja offensichtlich auf unsicherem Boden stehen –, ist aber logischerweise gering. Entweder man hat Migräne, oder man hat keine Migräne. Arzt und Patient müssen sich deshalb vor Beginn der Therapie festlegen und dann einen konsequenten Weg einschlagen. Änderungen sind erst dann gerechtfertigt, wenn sich neue Kopfschmerzmerkmale ergeben.

Die Migräneursache ist nicht zu therapieren

Die wissenschaftlichen Daten zur Entstehung der Migräne weisen darauf hin, dass die Ursache der Migräne eine besondere Empfindlichkeit für plötzliche Änderungen im Nervensystem ist. Diese Bedingung scheint vorliegen zu müssen, damit Menschen mit Migräneattacken reagieren können.

Diese besondere Empfindlichkeit ist bisher durch keine Therapie »wegzuzaubern«, genauso wenig, wie man seine Hautfarbe ändern kann. Ebenso wie man jedoch die Sonne zur Verhütung des Sonnenbrands meiden kann, kann man auch Migräneauslösern aus dem Weg gehen. Plötzliche Änderungen im Nervensystem können sehr vielfältig ablaufen und durch mannigfaltige Mechanismen bedingt werden. Diese müssen Sie mit Ihrem Arzt ausfindig machen und dann eine Strategie gegen Ihre Migräne entwickeln.

Strategien im Kampf gegen die Migräne

Eine ursächliche Behandlung der Migräne würde bedeuten, die spezifische Migränereaktionsbereitschaft zu normalisieren. Doch bis heute wissen wir nicht genau, wie es zu dieser Reaktionsbereitschaft kommt. Und selbst wenn man deren Mechanismen exakt kennen würde, müsste man zu ihrer Beeinflussung direkt in die Funktionsweise des Gehirns eingreifen. Ob dies jemals möglich sein wird, ist heute nicht zu beantworten. Ebenso wenig können wir sagen, ob dies wünschenswert wäre: Das Gehirn ist nicht austauschbar – und das ist auch gut so.

Der Satz »Migräne ist nicht heilbar« ist zwar prinzipiell richtig, da wir ja die spezielle Reaktionsbereitschaft des Gehirns nicht beseitigen können. Doch er ist auch irreführend, da er zu sagen scheint, dass man ja doch nichts machen kann. Das aber stimmt nicht: Es gibt sehr wohl effektive Methoden, die anlagebedingte Migränebereitschaft nicht zur Wirkung gelangen zu lassen oder aber eine Attacke effektiv zu mildern, wenn sie dennoch ausgebrochen ist. Es stehen grundsätzlich drei Strategien zur Verfügung:

▸ Die Vorbeugung durch Vermeidung von Auslösefaktoren
▸ Die Vorbeugung durch Reduktion der Anfallsbereitschaft
▸ Die Behandlung der akuten Auswirkungen der Migräneattacke

Auslöser vermeiden

Eine Auslöser-Checkliste kann Ihnen helfen, sich an mögliche Auslösefaktoren zu erinnern, und Ihnen eine Vorstellung vermitteln, was alles als Auslöser infrage kommt. Wenn Sie jetzt spontan sagen »Das sind meine Auslöser«, so sollten Sie dies dennoch anhand des Kopfschmerztagebuch überprüfen. Tragen Sie in dieses bitte stets ein, welche potenziellen Auslöser der Attacke vorausgingen.

> Wenn auch die Anlage zur Migräne im eigentlichen Sinne nicht änderbar ist, so bedeutet das noch lange nicht, dass man gegen dieses Leiden nichts tun könnte. Dies beinhaltet aber auch oft Umstellungen des Lebensstils und den Abschied von manchen Gewohnheiten, die vielleicht Migräneanfälle begünstigen.

Checkliste – mögliche Auslösefaktoren

- Alkohol
- Angst
- Auslassen von Mahlzeiten
- Blutdruckänderungen
- Depression
- Diät
- Erregung
- Föhnwind
- Geistige Erschöpfung
- Gewürze
- Heißes Baden oder Duschen

- Helles Licht
- Intensive Gerüche
- Klimawechsel
- Körperliche Erschöpfung
- Lärm
- Medikamente
- Menstruation
- Nahrungsmittel
- Plötzliche Änderungen
- Reisen
- Rührung

- Schock
- Sorgen
- Spätes Zubettgehen
- Stress
- Tragen schwerer Gewichte
- Traurigkeit
- Überanstrengung
- Überanstrengung der Augen
- Urlaubsbeginn oder -ende
- Wetterumschwung
- Wochenende

Stimmen Sie sich stets mit dem Arzt ab

Sobald Sie sich im Klaren darüber sind, welche Auslöser in Ihrem Fall verantwortlich zu sein scheinen, können Sie mit dem Weglassen beginnen. Bitte besprechen Sie das Vorgehen aber unbedingt mit Ihrem Arzt. Er muss immer auf dem Laufenden sein. Wichtig ist außerdem, dass Sie auch dann, wenn Sie der Meinung sind, Ihre Auslöser gefunden zu haben, weiterhin sorgfältig Ihr Kopfschmerztagebuch führen. Nur mit dessen Hilfe können Sie neue Entwicklungen im Verlauf Ihrer Migräne erkennen und in Ihre Strategie mit einbeziehen.

Das A & O – der geregelte Tagesablauf

Eine der wichtigsten Bedingungen für das Auslösen von Migräneattacken sind plötzliche Veränderungen im normalen Tagesablauf. Oberstes Gebot und einfachste Maßnahme ist es deshalb, einen mög-

DIE ZEITEINTEILUNG
OPTIMIEREN

lichst regelmäßigen Tagesablauf zu realisieren. Werden Sie Ihr eigener Gesetzgeber, stellen Sie Regeln für Ihren regelmäßigen Tagesablauf auf! Und fordern Sie von Ihren Mitmenschen, dass auch sie diese Regeln im Umgang mit Ihnen berücksichtigen.

Was Sie konkret machen sollten

▶ Fertigen Sie sich einen Stundenplan für die Woche an. Achten Sie dabei darauf, dass Sie feste Zeiten für Mahlzeiten, Arbeit und Freizeit vorsehen. Hängen Sie den Stundenplan auf, und erklären Sie ihn zu Ihrem Gesetz.

▶ Lassen Sie in Ihrem Stundenplan auch Platz für spontane Entscheidungen. Der Plan soll Sie nicht an ein starres Zeitkorsett binden. Sinn ist vielmehr, ein unkontrolliertes Zeitschema gegen eine klare Struktur einzutauschen.

▶ Jeden Tag sollten Sie mindestens 15 Minuten für Ihr Entspannungstraining einplanen. Die beste Zeit dafür ist, wenn anschließend etwas Positives und Angenehmes auf dem Plan steht (z. B. eine Teepause oder der tägliche Spaziergang mit Ihrem Hund).

▶ Planen Sie einen Belohnungstag ein. Wenn Sie Ihren geplanten Ablauf eingehalten haben, besteht ausreichender Grund, sich etwas Angenehmes zu gönnen. Das kann ein Konzertbesuch sein, ein Ausflug oder etwas anderes, das Ihnen Spaß macht.

Bringen Sie Bewegung in Ihr Leben

Es gibt Einzelfallberichte über sportlich aktive Menschen, die durch Joggen oder eine andere Ausdauersportart einen beginnenden Migräneanfall beenden können. Doch das ist die Ausnahme. Im Normalfall verschlimmert Bewegung den Schmerz und sollte während einer Attacke vermieden werden. Generell aber ist moderates Ausdauer-

> Ein geregelter Tagesablauf – das ist gar nicht einfach zu verwirklichen. Geben Sie nicht gleich auf, wenn es am Anfang nicht so klappt wie gewünscht. Normalerweise funktioniert nichts auf Anhieb. Ihr Stundenplan lässt sich mit zunehmender Erfahrung optimieren.

> Die schlechte Nachricht zuerst: Zu schnelle sportliche Aktivitäten können bei manchen Migränekranken eine Attacke auslösen. Die gute: Gewissenhaftes Aufwärmen (Warm-up) vor dem Training hilft meist, den Anfall zu vermeiden.

training ein wichtiger Baustein innerhalb der Gesamtstrategie zur Vorbeugung der Migräne. Denn neben den bekannten Effekten wie Training des Herz-Kreislauf-Systems, der Atemfunktion sowie einer Verbesserung des Fettstoffwechsels baut Sport zuverlässig Stresshormone ab und trainiert Körper und Geist auf einen gesunden Wechsel zwischen Anspannung und Entspannung. Körperliche Bewegung wirkt somit ausgleichend auf das vegetative Nervensystem, das ja im Falle eines Ungleichgewichts maßgeblich an der Attackenauslösung und Schwere der Attacke beteiligt ist.

Achten Sie auf die richtige Intensität

Wer sich als Bewegungsmuffel zum Sport entschließt, sollte sich mit seinem Arzt besprechen und nach Möglichkeit seinen optimalen Trainingspuls ermitteln lassen. Denn wirklich Sinn macht Ausdauersport nur dann, wenn er mit der individuell richtigen Intensität betrieben wird. Weder zu viel noch zu wenig ist gut. Am besten sprechen Sie dies mit einem Sportmediziner ab, der die entsprechenden Tests durchführen kann.

Bitte nicht zu viel des Guten: Fast alle Anfänger neigen dazu, sich zu überfordern. Nach dem Motto »Viel hilft viel« geraten sie dabei in einen Herzfrequenzbereich, der nicht nur nichts nützt, sondern sogar schadet. Halten Sie sich deshalb unbedingt an die Pulsvorgaben, die Sie von Ihrem Arzt genannt bekommen.

Um die gewünschten Effekte zu erzielen, sollten Sie pro Woche drei oder vier Mal eine halbe Stunde einplanen. Auch hier gilt natürlich: Tragen Sie sich die Zeiten in Ihren Wochenplan ein, und halten Sie sich nach Möglichkeit daran. Studien haben übrigens gezeigt, dass Training am späten Nachmittag zu besseren Anpassungsreaktionen führt als am Morgen. Falls es sich mit Ihrer Tätigkeit vereinbaren lässt, wäre eine Startzeit zwischen 16 und 18 Uhr optimal.

IMMER GUT – AUS-
DAUERTRAINING

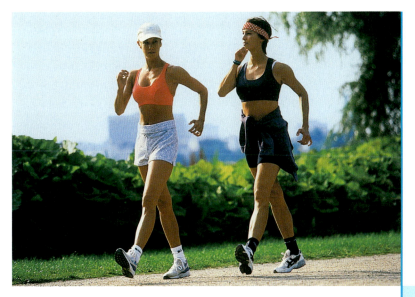

Walken ist die ideale Allround-Sportart: Es trainiert die Ausdauer, schont die Gelenke und ist bei jedem Wetter, in jedem Gelände und ohne komplizierte technische Schulung oder aufwändige Ausrüstung durchführbar.

Die richtige Sportart wählen

Optimal sind vier Sportarten: Walking, Joggen, Biken und Schwimmen. Welche Sie wählen, ist im Wesentlichen eine Geschmacksfrage. Allerdings nicht ganz:
▸ Biken und Schwimmen, mit Einschränkungen auch Walking, eignen sich auch für Menschen mit Gelenkschäden und/oder Übergewicht. Für diese Personengruppe kann Joggen zu ernsthaften Problemen führen.
▸ Walking ist besonders zu empfehlen für ältere Menschen, die noch nie oder lange Zeit keinen Sport betrieben haben.
▸ Biken ist für fast jeden optimal, zumal es sich sommers hervorragend im Freien und winters in den eigenen vier Wänden auf einem Ergometer praktizieren lässt.
▸ Besonders gelenkschonend durch den Auftrieb des Wassers ist natürlich Schwimmen.

Kleiner Tipp: Wenn Sie joggen, laufen Sie maximal so schnell, dass Sie sich noch gut nebenher unterhalten könnten. Und lassen Sie sich nicht von anderen mitziehen. Bleiben Sie bei Ihrem Tempo.

Der schnelle Weg zur Entspannung

Zur Effektivität von psychologischen Therapieverfahren liegt eine Reihe gut kontrollierter Studien vor. Wie bei der großen Bandbreite der Erkrankung nicht anders zu erwarten, gibt es bestimmte Patienten, die sehr gut auf psychologische Therapieverfahren ansprechen, andere Patienten wiederum können keine positiven Effekte erzielen.

In einer Analyse über viele Studien zeigt sich aber, dass im Durchschnitt 43 Prozent der Patienten, die eine Entspannungstherapie oder eine Biofeedback-Therapie bei ihrer Migräneerkrankung durchführen, einen positiven Effekt erzielen, während bei einer entsprechenden Plazebokontrollgruppe im Mittel nur etwa 14 Prozent positive Effekte erreichen konnten.

Die Eigeninitiative ist gefordert

Dies führt natürlich zu der Schlussfolgerung, dass eine medikamentöse Prophylaxe kaum infrage kommt: Warum sollte man eine medikamentöse Dauertherapie mit möglichen Nebenwirkungen in Kauf nehmen, wenn einfache nichtmedikamentöse Therapieverfahren nahezu gleiche oder sogar bessere Effekte haben? Eine medikamentöse Prophylaxe ist in der Tat nur dann sinnvoll, wenn der Patient bereits eine nichtmedikamentöse Vorbeugung der Migräne – in erster Linie die progressive Muskelrelaxation nach Jacobson – mit unzureichendem Erfolg durchgeführt hat, wobei er natürlich auch ausreichend geübt haben muss.

Kein Patient darf erwarten, dass ohne sein Zutun, nur durch die Einnahme von Medikamenten, langfristige Therapieeffekte in der Migränetherapie erzielt werden.

Interessanterweise sind mit psychologischen Therapieverfahren sehr positive Langzeiteffekte zu erzielen. So zeigte sich, dass 50 bis 66 Prozent der Patienten, die gleich zu Beginn gut auf psychologische Therapieverfahren ansprachen, für den Zeitraum von einem bis zu fünf Jahren die positiven Effekte aufrechterhalten können.

Die progressive Muskelentspannung

Wenn Sie sich mal umhören, werden Sie auf die Frage nach einer Entspannungsmethode höchstwahrscheinlich das autogene Training (AT) genannt bekommen. Es ist ein ausgezeichnetes Instrument, um das vegetative Nervensystem auf vielfältige Weise beeinflussen zu können. Doch die Methode ist nicht für jeden etwas. Zudem dauert es Monate bis Jahre, bis man damit wirklich gute Erfolge erzielt. Die progressive Muskelrelaxation nach Jacobson hingegen kann jeder erlernen und damit fast sofort gute Resultate erzielen. Ich möchte Ihnen diese Methode hier deshalb wärmstens ans Herz legen und Ihnen eine erste Einführung geben. Vertiefen können Sie das Ganze dann durch zusätzliche Literatur, durch Kurse an Volkshochschulen oder mittels geeigneter CDs (Informationen zu speziell für die Kopfschmerzbehandlung entwickelten Verfahren gibt es bei www.neuro-media.de).

So funktioniert die Methode

Das Verfahren basiert auf einer aktiven Wahrnehmung von Anspannung und Entspannung in den Muskeln und befähigt Sie, aktiv eine tiefe Entspanntheit im Körper, aber auch im Erleben herbeizuführen. Konzentrieren Sie sich während der folgenden Übungen aktiv auf die Anspannung und die Entspannung, und versuchen Sie, die Unterschiede zwischen diesen beiden Phasen wahrzunehmen. Sie erleben auf diese Weise ganz direkt eine Anspannung und wie Sie auf die Anspannung positiv einwirken können. Sie können dadurch Verspannungen rechtzeitig erkennen und Gegenmaßnahmen einleiten. Für den Migränekranken von besonderer Bedeutung ist, dass er nicht nur lernt, sich aktiv in nahezu jeder Situation zu entspannen, sondern vor allem, dass die Regulationsvorgänge im Gehirn harmonisiert werden und sich so Attackenhäufigkeit und -schwere oft reduzieren lassen.

Sie sollten das Entspannungstraining zur Vorbeugung von Migräne nicht einsetzen bei speziellen Herzrhythmusstörungen und akuten Migräneattacken. Folgende Nebenwirkungen können gelegentlich auftreten: bei niedrigem Blutdruck Schwindel und Übelkeit, ansonsten Magen-Darm-Geräusche, Kribbeln und leichtes Muskelzittern.

MIGRÄNEFREI DURCH
RICHTIGES VERHALTEN

Einführung in die progressive Muskelrelaxation

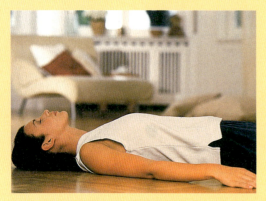

▶ **Die Ausgangsposition** Setzen Sie sich bitte möglichst bequem hin – Sie sollen ja in dieser Sitzposition die nächsten 10 bis 15 Minuten verbleiben. Versuchen Sie dabei, eine entspannte Haltung einzunehmen. Wenn Sie wollen, können Sie sich auch hinlegen. Wenn Sie sitzen, lehnen Sie den Rücken bitte an. Die Füße stehen fest auf dem Boden, und Sie können die Schwerkraft spüren, mit der Ihre Füße sicher auf dem Boden stehen. Ihre Arme und Ihre Hände lassen Sie locker im Schoß ruhen. Wenn Sie sich lieber hinlegen, dann legen Sie sich entspannt auf den Rücken. Die Füße lassen Sie etwas auseinander fallen, die Zehen weisen dabei leicht nach außen. Die Hände legen Sie bequem neben Ihren Oberkörper. In jedem Fall sollten Sie darauf achten, dass Ihr Kopf in eine angenehme Lage kommt. Jetzt schließen Sie bitte Ihre Augen.

▶ **Den Atem wirken lassen** Achten Sie auf Ihre Atmung: Atmen Sie tief ein und dann langsam wieder aus. Versuchen Sie, in den Bauch hineinzuatmen. Konzentrieren Sie sich darauf, wie sich Ihre Bauchdecke während des Einatmens hebt und beim Ausatmen wieder senkt.

Sie spüren, wie der Atem kühl durch die Luftwege in die Nase strömt, wie er Ihnen Kraft gibt, wie der Körper die Luft schließlich erwärmt und beim Ausatmen wieder warm durch die Nase ausströmen lässt. Sie sind jetzt ganz ruhig und angenehm entspannt.

▶ **Worauf Sie achten sollten** Wir beginnen jetzt mit den eigentlichen Entspannungsübungen. Achten Sie dabei besonders auf Ihre Wahrnehmungen bei der Anspannung und der anschließenden Entspannung der verschiedenen Muskeln.
Es ist nicht nötig, dass Sie beim Anspannen große Kraft aufwenden. Es kommt vielmehr darauf an, dass Sie die Unterschiede zwischen verschiedenen Anspannungsgraden, zwischen der Anspannung und der Entspannung deutlich wahrnehmen. Während der Übungen atmen Sie bitte ganz ruhig weiter. Lassen Sie sich Zeit, und spannen Sie die jeweiligen Muskeln erst dann an, wenn ich Sie darum bitte.

DIE PROGRESSIVE MUSKELRELAXATION

▸ **Die Reise durch den Körper** Zunächst aber machen wir eine kleine Reise durch Ihren Körper. Beginnen Sie mit dem rechten Arm. Wie fühlt er sich an: Ist er kalt, ist er warm, ist er schwer, fühlt er sich leicht an? Versuchen Sie, dabei nicht aktiv zu werden, sondern achten Sie einfach auf Ihre Wahrnehmungen. Gehen Sie nun in Gedanken auch in die anderen Körperregionen: den linken Arm und die linke Hand, Ihren Oberarm, die Schulter. Erfühlen Sie nun Ihre Stirn: Ist sie kalt, ist sie angespannt? Achten Sie auf Ihre Augenbrauen, Ihre Ohren, spüren Sie, wie Ihre Zunge im Mund liegt. Spüren Sie Ihre Lippen, wie sie aufeinander Kontakt finden. Achten Sie auf Ihre Nackenmuskulatur – ist sie entspannt, schmerzt sie?
Wandern Sie zu Ihrer Bauchmuskulatur, und achten Sie erneut auf Ihren Atem. Spüren Sie, wie Sie den Atem durch die Nase ein- und ausatmen. Achten Sie auf Ihren Herzschlag: Ist er ruhig und gleichmäßig? Richten Sie Ihre Wahrnehmung jetzt auf Ihre Oberschenkel, und spüren Sie, wie das Gewicht der Oberschenkel auf die Unterlage drückt. Achten Sie auf die Wärme in Ihren Oberschenkeln. Dann gehen Sie in Ihre Unterschenkel und in Ihre Füße: Erfühlen Sie die Temperatur, die Muskelanspannung.

Nichts stört Sie jetzt, Sie achten nur auf die Vorgänge in Ihrem Körper. Nichts ist da, was Sie von der Aufmerksamkeit auf Ihren Körper ablenken wird. Versuchen Sie nicht, sich dabei anzustrengen oder etwas mit Gewalt zu wollen – Sie sollen sich entspannen.

▸ **Die aktive Entspannung** Wir beginnen jetzt mit dem aktiven Entspannungstraining. Immer wenn ich »jetzt« sage, spannen Sie Ihre Muskeln an und halten die Anspannung für fünf Sekunden.

1. Zunächst richten Sie Ihre Aufmerksamkeit wieder auf die rechte Hand und auf den rechten Unterarm (wenn Sie Linkshänder sind, beginnen Sie bitte mit der linken Hand und dem linken Unterarm). Ballen Sie jetzt die Hand zu einer festen Faust. Jetzt. (5 Sekunden Pause). Nun lösen Sie die Anspannung in der Hand und im Unterarm und versuchen, die Muskeln wieder zu lockern und zu entspannen. Konzentrieren Sie sich auf den Unterschied zwischen Anspannung und Entspannung. Erfühlen Sie, was da mit Ihren Muskeln geschehen ist.

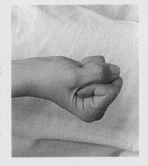

2. Nun achten Sie bitte auf den rechten Oberarm. Spannen Sie Ihren Bizeps an, indem Sie Ihren Ellenbogen beugen. Jetzt. Spüren Sie die Anspannung. Lassen Sie jetzt den Arm wieder sinken und entspannen. Konzentrieren Sie sich auf den Unterschied zwischen der Anspannung vorher und der Entspannung. Konzentrieren Sie sich auf das Gefühl, das nach der Anspannungslösung auftritt. Mit jedem Anspannen und mit jedem Entspannen werden die Muskeln mehr und mehr entspannt (5-mal wiederholen).

3. Lassen Sie nun den Arm entspannen, und wenden Sie sich dem anderen Arm zu. Machen Sie auch jetzt mit der Hand eine feste Faust – nicht zu sehr anstrengen. Jetzt. Versuchen Sie wieder, sich komplett auf die Empfindungen bei der Anspannung in der Hand und im Unterarm zu konzentrieren. Beim nächsten Ausatmen lassen Sie die Anspannung nach und entspannen die Hand und den Unterarm. Versuchen Sie, sich nun wieder auf den Unterschied zwischen der Anspannung und der Entspannung zu konzentrieren. Nehmen Sie die Entspannung in der Hand und im Unterarm wahr. Spüren Sie, wie die Hand sich durch die Entspannung erwärmt und sich aufgrund der besseren Durchblutung angenehm wohlig anfühlt. Konzentrieren Sie sich auf dieses Gefühl, das sich in der Hand und im Unterarm einstellt. Sie spüren, wie das Blut durch die Hand und den Arm fließt, Sie spüren ein leichtes Kribbeln, Sie spüren Leichtigkeit und angenehme Wärme (5-mal wiederholen).

4. Nun konzentrieren Sie sich auf den Oberarm. Ellenbogen beugen, Bizeps maximal anspannen. Ausatmen und dabei die Muskulatur entspannen. Anspannung und Entspannung erfühlen. Wie fühlt sich der Arm an? (5-mal wiederholen.) Nun sind beide Arme ganz entspannt und schwer.

5. Gehen Sie nun in Gedanken zu den Muskeln des Kopfes. Konzentrieren Sie sich auf die Stirn. Versuchen Sie, Ihre Stirn anzuspannen, und legen Sie die Stirn in Falten. Jetzt. Konzentrieren Sie sich auf die Empfindung während der Anspannung. Beim nächsten Ausatmen lassen Sie die Stirn entspannen und lösen das Stirnrunzeln. Die Stirn ist nun eine ganz glatte, leere, entspannte Fläche. Konzentrieren Sie sich auf den Unterschied zwischen der Anspannung und der Entspannung.

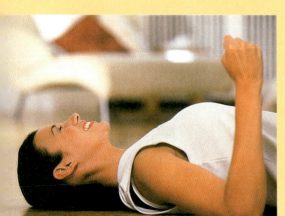

DIE PROGRESSIVE MUSKELRELAXATION

Versuchen Sie, die Stirn ganz glatt und entspannt zu lassen. Spüren Sie, wie die Muskulatur durch die Entspannung angenehm warm durchblutet wird und wie das pulsierende Blut im Kopf prickelt. Konzentrieren Sie sich auf Ihre Stirn, nehmen Sie die angenehme Entspannung wahr (5-mal wiederholen).

6. Nach dem gleichen Muster – 5 Sekunden anspannen, mit dem Ausatmen entspannen und den Unterschied zwischen den Spannungsgraden sowie das nachfolgende Gefühl in den Muskeln erfühlen – gehen Sie jetzt bitte nacheinander folgende Muskeln durch: Augenmuskeln, Nasenmuskeln, Lippen, Kiefermuskulatur, Hals und Nacken, Schultern, Rücken, Bauch, Oberschenkel, Unterschenkel und schließlich Füße.

▶ **Das Gefühl wirken lassen** Nun haben wir alle Muskeln im Körper entspannt. Wir haben darauf geachtet, wie die Anspannung und die Entspannung sich anfühlen und wie angenehm das Gefühl der tiefen Entspannung ist. Achten Sie auf dieses Gefühl der Entspannung, achten Sie darauf, wie gut die Muskulatur durchblutet ist, wie angenehm warm und prickelnd sie sich anfühlt. Erspüren Sie dieses angenehme Gefühl, und lassen Sie es in Ihrem Körper wirken. Gehen Sie im Geiste noch einmal alle Körperteile durch, und spüren Sie die Entspannung in den Armen, in den Händen, in den einzelnen Fingern, an der Stirn, an der Kaumuskulatur, um die Augen, Nase, Mund, Lippen, Hals und Nacken – überall bemerken Sie angenehme Entspannung. Sie spüren sie in den Schultern, im Rücken, in der Bauchmuskulatur. Sie spüren sie im Gesäß, Sie spüren die Entspannung in Oberschenkeln, Unterschenkeln und in den Füßen. Überall sind Ruhe, Entspannung und angenehme Wärme. Konzentrieren Sie sich auf diese angenehme Entspannung, auf die Ruhe und auf die Gelassenheit und Schwere in Ihren Muskelgruppen. Die Wärme in Ihrem Körper fühlt sich an wie die Sonne, die am warmen Strand auf Sie einwirkt und Sie angenehm warm hält. Sie spüren trotzdem eine wohlig leichte Brise über Ihrem Körper. Wie Sie entspannt sind und wie Sie sich rundherum wohl fühlen. Sie sind entspannt, nichts stört Sie, Sie konzentrieren sich einfach auf diese Entspannung.

▶ **Das »Auftauchen«** Sie werden gleich Ihre Hände und Ihre Arme anspannen, sich langsam räkeln, tief und kräftig durchatmen und dann die Augen öffnen. Versuchen Sie aber zunächst noch einmal, Ihre Muskeln anzuspannen, in den Armen, in den Beinen ... Nun öffnen Sie die Augen, bleiben Sie aber ganz ruhig sitzen oder liegen, und versuchen Sie, das Gefühl der Entspannung, das Sie sich aktiv erworben haben, noch einmal auf sich wirken zu lassen.

MIGRÄNEFREI DURCH
RICHTIGES VERHALTEN

Zwerchfellatmung – Entspannung zwischendurch

Wenn Sie sich angespannt fühlen, aber keine Zeit für eine komplette Muskelentspannung haben, sollten Sie die Zwerchfellatmung ausprobieren:

▶ Atmen Sie tief in den Bauch hinein, und nehmen Sie dabei bewusst wahr, wie sich Ihre Bauchdecke hebt und senkt.

▶ Achten Sie darauf, ganz tief und gleichmäßig ein- und auszuatmen.

▶ Sie können den entspannenden Effekt verstärken, indem Sie während jeder Ausatmung ein Hinweiswort – (z. B. »Entspannung« – vor sich hinsprechen oder -denken. Sie schaffen dadurch eine feste Verbindung zwischen dem Gefühl der Entspannung und dem Wort.

▶ Nach einiger Zeit wird es Ihnen gelingen, dieses angenehme Entspannungsgefühl überall herbeizuführen, sogar dann, wenn Sie nur das Hinweiswort aussprechen oder denken.

Bei der Durchführung von Entspannungstrainings kann nur regelmäßiges Üben – etwa 20 Minuten pro Tag – effektiv sein. Auch sollten Sie davon ausgehen, dass Sie erst nach einigen Wochen ein optimales Trainingsniveau erreichen.

Biofeedback – Entspannung sehen

In der Biofeedback-Therapie (engl. feed back = zurückleiten) wird vom Therapeuten in der Regel mit einem technischen Gerät eine bestimmte Körperfunktion gemessen und diese Information an den Patienten zurückgeleitet. Bei Kopfschmerzerkrankungen sind dies häufig die Aktivität der Kopfmuskeln oder der Pulsschlag. In wissenschaftlichen Untersuchungen versucht man auch, die Weite von Blutgefäßen oder die Blutflussgeschwindigkeit zu messen.

Die Messergebnisse werden dem Patienten in der Regel auf einem Bildschirm oder mit einem Messgerät angezeigt. Ändert sich die Körperfunktion, so ändert sich auch die Anzeige. Durch diese Rückmeldung der Körperfunktion kann der Patient direkt sehen, ob seine Mus-

MACHT FEHLFUNKTIONEN SICHTBAR

keln entspannt sind, sein Puls regelmäßig schlägt oder sein Blutfluss zu- oder abnimmt. In der weiteren Therapie kann er dann lernen, diese Körperfunktionen direkt und gezielt zu beeinflussen. Ziel der Biofeedback-Therapie ist es also, eine unmittelbare, willentliche Steuerung von Körperfunktionen zu ermöglichen, die normalerweise nur unwillkürlich gesteuert werden.

Biofeedback kann damit dazu beitragen, bereits entstandene Fehlfunktionen sichtbar zu machen und willentlich in den Griff zu bekommen. In der Regel ist es aber mit Biofeedback nur möglich, eine einzelne Körperfunktion rückzumelden. Damit wird also quasi ein ganz gezielter Ausschnitt aus der Körperfunktion abgebildet und dem Patienten zur Kenntnis gebracht. So unterscheidet sich Biofeedback ganz erheblich von den sonstigen Entspannungsverfahren, die versuchen, den gesamten Körper zu beeinflussen.

Das autogene Feedback

Beim so genannten autogenen Feedback soll durch Übungen – insbesondere unterstützt durch Entspannungsübungen – die Körpertemperatur außerhalb des Gehirns (periphere Blutgefäße) erhöht werden. Ausgangspunkt der Überlegungen für dieses Verfahren war, dass man durch einen erhöhten Blutfluss in den peripheren Blutgefäßen eine Gefäßverengung in der Schläfenarterie hervorrufen wollte. Diese Therapie beruht auf der früheren Annahme, dass eine Gefäßerweiterung in den Blutgefäßen des Kopfes für die Migränekopfschmerzen verantwortlich sei. Diese Annahme ist jedoch seit langem fallen gelassen worden. Möglicherweise beruht die Wirkung dieser Form des autogenen Feedbacks auf der Selbstwahrnehmung einer möglichen Selbstkontrolle. Andere Annahmen gehen davon aus, dass die allgemeine Nervenaktivität reduziert und damit das Gefäßsystem insgesamt stabilisiert wird. Im Prinzip ist das so genann-

Bei der Migräne werden unterschiedliche Biofeedback-Verfahren eingesetzt. Es handelt sich dabei um das so genannte autogene Feedback, um das Blutvolumenpuls-Biofeedback und in experimentellen Studien um das transkranielle Dopplerbiofeedback. Auch werden bei Migräne häufig EMG-Biofeedbacks (Elektromyographie = Messung der Muskelspannung) eingesetzt, um eine allgemeine Entspannung zu ermöglichen.

te autogene Feedback eine Unterform der Entspannungsverfahren und besitzt keine Vorteile gegenüber systematischen Entspannungsübungen, wie etwa der progressiven Muskelrelaxation.

Blutvolumenpuls-Biofeedback

Das Blutvolumenpuls-Biofeedback beruht ebenfalls auf der Theorie, nach der die Migräne durch eine Gefäßerweiterung der oberflächlichen Schläfenarterie bedingt wird. Bei diesem Therapieverfahren wird die Blutvolumenpulskurve mit einem Messfühler auf der Schläfe rückgemeldet. Der Patient erlernt nun, durch aktive Mechanismen eine Verengung der oberflächlichen Schläfenarterie herbeizuführen. Aus diesem Grund wird dieses Training auch Vasokonstriktionstraining (Gefäßverengungstraining) genannt.

Das Verfahren ist in der Praxis jedoch nicht sehr weit verbreitet. Dies liegt zum einen daran, dass die dazu notwendige Technik nicht überall erhältlich ist. Zum anderen sind dafür ausgebildete Therapeuten nötig. Und schließlich ist der Einsatz während einer akuten Attacke – und nur darum geht es – häufig nicht wirksam. Es hat sich auch gezeigt, dass die Patienten nicht zu motivieren sind, dieses Verfahren langfristig durchzuführen. Hinzu kommt noch, dass nach heutigen Studien die Beteiligung der oberflächlichen Schläfenarterie bei der Migräneentstehung eine untergeordnete Rolle spielt.

Nachteile des Biofeedbacks

Die Biofeedback-Therapie hat im Vergleich zu anderen Therapieverfahren mehrere Nachteile: Sie bindet den Patienten in der Regel räumlich und zeitlich an einen Therapeuten und an eine Maschine. Dies beinhaltet organisatorische Probleme und bedeutet einen zumindest zeitweisen Verlust der Selbstständigkeit. Außerdem ist diese Therapieform im Vergleich zu anderen Verfahren sehr kostenintensiv.

Auch beim Blutvolumenpuls-Biofeedback ist es vermutlich so, dass vor allem die Beschäftigung mit den Körpervorgängen sowie das Wahrnehmen einer möglichen Selbstkontrolle für einen Therapieerfolg verantwortlich sind. Die isolierte Durchführung einer solchen Therapie ist nicht zu empfehlen. Sie ist nur dann sinnvoll, wenn man sie in andere Therapiemaßnahmen einbettet.

Da keine deutlich besseren Therapieergebnisse erzielt werden als mit selbstständig durchführbaren Entspannungsformen, erscheinen diese Methoden im Alltag unwirtschaftlich und umständlich.

Wichtig sind Biofeedback-Verfahren jedoch für Patienten, deren Attacken auf andere Entspannungsverfahren nur unzureichend ansprechen und bei denen aufgrund einer hohen Attackenhäufigkeit sehr oft Medikamente eingesetzt werden müssen. Hier kann Biofeedback dazu beitragen, dass die Migräne durch Medikamente nicht chronisch wird. Besonders wichtig ist Biofeedback bei Patienten, die verlernt haben, Körpersignale wahrzunehmen, und Unterschiede zwischen Anspannung und Entspannung nicht differenzieren können. Diese Situation findet sich bei schwer betroffenen Patienten mit häufigen, heftigen und langen Attacken.

Unabhängig davon ist auch – wie bereits oben angedeutet – die wissenschaftliche Erprobung solcher Methoden wichtig, da die Verfahren Einblicke in die möglichen Krankheitsprozesse geben können.

Weniger Stress – mehr Selbstsicherheit

Durch Stressbewältigungstraining sollen Patienten in die Lage versetzt werden, innere und äußere Bedingungen wahrzunehmen, die bei ihnen Stress auslösen, und diese mit zielgerichteten Verhaltensmaßnahmen zu verändern. Der Betroffene erlernt dabei Techniken, die ihn mit Stresssituationen eigenständig fertig werden lassen.

▶ Der erste Schritt im Stressbewältigungstraining ist stets eine Analyse. Zusammen mit dem Therapeuten erstellt der Patient eine Liste von stressauslösenden Situationen und bringt sie nach Wichtigkeit bzw. Häufigkeit in eine Rangfolge. Dann soll sich der Patient die verschiedenen Stresssituationen gedanklich vorstellen und dabei eventuell gleich Verhaltensstrategien gedanklich vorbereiten.

Als Umgebung für die täglichen Übungen sollten Sie zu Anfang möglichst einen ruhigen Raum wählen und versuchen, Störungen in dieser Phase von sich fernzuhalten, (z. B. den Telefonstecker herausziehen). Die Anleitung z. B. für das Muskelrelaxationstraining können Sie bequem über einen Kopfhörer bei geschlossenen Augen über eine CD hören (Bezugsquelle: www.neuro-media.de).

In ganz seltenen Fällen können Entspannungsübungen als unangenehm erlebt werden oder sogar Angstgefühle auslösen. Dies ist insbesondere bei falscher Atemtechnik möglich. In solchen Fällen muss besonders langsam mit den Entspannungsübungen begonnen werden, z. B. indem man jeweils nur ein Körperteil übt und den Vorgang nach und nach ausdehnt.

▶ Im Anschluss an die Stressanalyse lernt der Patient, stressauslösende Faktoren als Aufforderungen anzusehen, die er mit zielgerichteten abwehrenden Verhaltensmaßnahmen beantwortet. Um dies zu erreichen, soll der Betroffene Selbstbeobachtungsverfahren wie z. B. Stresstagebücher einsetzen, um Stresssituationen im Alltag besser wahrnehmen und anhand seiner Protokolle bearbeiten zu können.

▶ Dann lernt der Patient abwehrende Verhaltensmaßnahmen. Dies kann sowohl in Einzel- als auch in Gruppentherapie erfolgen. In der Gruppentherapie bieten sich Rollenspiele an, um entsprechendes Verhalten in sozialen Stresssituationen mit anderen zu üben. Nachdem die Verhaltensmuster in der Gruppe erlernt und erprobt worden sind, können sie im täglichen Leben durch Hausaufgaben geübt werden.

Selbstsicherheitstraining

Das Selbstsicherheitstraining soll Patienten in die Lage versetzen, für ihre persönlichen Rechte einzustehen und ihre eigenen Gedanken und Gefühle und Einstellungen ausdrücken zu können. Mehr Selbstsicherheit und soziale Kompetenz können dazu führen, dass man sein Leben mit wesentlich mehr innerer Gelassenheit und Ruhe leben kann und damit auch einen wesentlichen Beitrag zur Migräneverhütung leistet. Die Patienten bekommen beim Selbstsicherheitstraining Aufgaben zur sozialen Kompetenz gestellt. Diese Übungen werden entweder im Rollenspiel in einer Gruppe mit Therapeut bzw. Trainer oder als Hausaufgabe »live« geübt. Die Inhalte der Übungen zielen darauf, ein selbstsicheres und sozialkompetenteres Verhaltensrepertoire aufzubauen. Da gerade soziale Situationen besondere Stressquellen sind, sind hier spezielle Fähigkeiten wichtig:

▶ Die Fähigkeit, nein zu sagen

▶ Die Fähigkeit, jemanden um einen Gefallen zu bitten oder einen Wunsch äußern zu können

> ▸ Die Fähigkeit, positive und negative Gefühle situationsgerecht aus-
zudrücken
> ▸ Die Fähigkeit, allgemeine Unterhaltungen zu beginnen, aufrecht-
zuerhalten und, wenn gewünscht, zu beenden

Alltägliche Lebenssituationen

Aufgrund der immensen Bedeutung sozialer Kompetenz wurde eine
Reihe von verschiedenen Übungsprogrammen aufgestellt, um Betroffenen ein angemessenes Verhalten beizubringen. Im Wesentlichen
zielen zwar alle auf die gleichen Lernziele, sind jedoch unterschiedlich
aufgebaut.

Die Programme sollten immer von ausgebildeten Psychologen geleitet werden, da eine Menge Erfahrung und Übung notwendig sind,
um eine möglichst große Effektivität zu erzielen.

Im Folgenden möchte ich Ihnen einige Inhalte von Übungsprogrammen vorstellen:

> ▸ Den angekündigten Besuch einer Verwandten von dem erwünsch-
ten Zeitraum von drei Wochen auf ein Wochenende reduzieren
> ▸ Einen Hausmitbewohner eindringlich auffordern, abends Türen
nicht wie gewöhnlich zuzuwerfen, sondern die Haus- und Woh-
nungstür leise zu schließen
> ▸ Seinen Chef um einen Tag Urlaub für eine besondere Situation
bitten
> ▸ Den Hausbesitzer zur Reparatur eines Wasserrohres veranlassen
> ▸ Ein fehlerhaftes Kleidungsstück umtauschen
> ▸ Den Dienstvorgesetzten eines unfreundlichen Beamten zu spre-
chen wünschen
> ▸ Einen Mitreisenden im Zug auffordern, im Nichtraucherabteil das
Rauchen einzustellen
> ▸ Um eine Gehaltserhöhung bitten

Es geht immer darum, sich inkompetentes soziales Verhalten, Angst, Vermeidungsverhalten und Rückzug bewusst zu machen, um durch Selbstkontrolle und effektive Verhaltensweisen zu einer stressfreien Reaktion in den jeweiligen Situationen zu gelangen.

MIGRÄNEFREI DURCH
RICHTIGES VERHALTEN

Die psychologischen Therapieverfahren haben besondere Relevanz im Kindes- und Jugendalter, da eine medikamentöse Prophylaxe für diese Gruppe ganz besonders ungünstig ist. Gerade von diesen jungen Patienten sollten deshalb entsprechende Therapieangebote in Zukunft mehr genutzt werden.

▸ Sich der unfairen Kritik eines Vorgesetzten widersetzen
▸ Den Ehepartner bitten, dass er seine Pflichten im Haushalt und bei der Kindererziehung wahrnimmt
▸ Einen vorreservierten Platz im Zug oder im Restaurant in Anspruch nehmen
▸ Sich diverse Schuhe in einem Geschäft zeigen lassen, anprobieren und dann ohne Kauf das Geschäft verlassen
▸ Mimik und Gestik von Personen erkennen und interpretieren können (Überraschung, Trauer, Verachtung, Glück, Interesse)
▸ Eigenes Angstvermeidungsverhalten wahrnehmen und durch Gedanken abbauen können
▸ Sozialverhalten und Gefühlszustände erkennen sowie unterscheiden und angemessene Verhaltensreaktionen aufbauen können
Wie die Beispiele zeigen, geht es in den Programmen nicht um irgendwelche theoretischen Dinge, sondern um ganz praktische Situationen, in die jeder Mann und jede Frau tagtäglich geraten kann.

Einfache Tipps für mehr Sozialkompetenz

▸ Benutzen Sie »ich«, statt von »man« oder »wir« zu reden.

▸ Setzen Sie direkte Redewendungen und Aufforderungen ein statt indirekter Anregungen.

▸ Formulieren Sie Forderungen und Wünsche eindeutig und klar (z. B. »Ich verlange von Ihnen...«, »Ich wünsche aber...«).

▸ Bauen Sie direkten Blickkontakt auf.

▸ Vermitteln Sie durch Ihre Körperhaltung unverhoffte körperliche Nähe.

▸ Unterstreichen Sie Ihre Worte durch angemessene Gesten.

▸ Setzen Sie einen Gesichtsausdruck ein, der zu Ihrer Aussage passt.

▸ Lautstärke und Modulation Ihrer Stimme sollten zum Gesagten passen.

Die Konkordanztherapie

Eine ähnliche Technik zum sozialen Kompetenztraining stellt auch die so genannte Konkordanztherapie dar, die speziell für die Migränetherapie entwickelt wurde. Die Konkordanztherapie versucht, folgende Lernziele bei den Patients zu erreichen:

▶ Das Erlernen der Körperwahrnehmungen in besonderen Belastungssituationen

▶ Die aktive Steuerung von Körperprozessen

▶ Den Zusammenhang zwischen Gedanken und Körperprozessen erkennen zu können

▶ Die Fähigkeit, Gedanken zu verändern

▶ Das Erlernen von Verhaltensstrategien zur Beeinflussung der Körperprozesse

▶ Das Erlernen der Übereinstimmung von Gedanken, Körperprozessen und Verhalten

Unnützen Energieverschleiß bremsen

Wesentliches Ziel der Konkordanztherapie ist es, eine Eintracht (lat. concordia = die Eintracht) zwischen Gedanken, Empfinden und Verhalten herzustellen. Dadurch ist es möglich, Wünsche und Ziele ohne großen Energieaufwand zu realisieren, anstatt mit sehr hohem psychischem Energieaufwand das Gegenteil zu tun.

Ein Beispiel: Wenn jemand seinen Chef um eine Gehaltserhöhung bitten will, so ist das eigentlich eine Sache von einer Viertelstunde (egal, ob erfolgreich oder nicht). Wer jedoch ein Vierteljahr täglich zur Arbeit geht, ohne den festen Vorsatz, mit seinem Chef zu reden, zu verwirklichen, investiert eine Unmenge an Energie in sein Vermeidungsverhalten. Die Konkordanztherapie versucht, zunächst wie im Stressbewältigungstraining eine systematische Analyse der Körperwahrnehmungsprozesse in Belastungssituationen zu erarbeiten.

Das eine tun, aber eigentlich das andere wollen – viele Menschen neigen dazu, sich in den inneren Widersprüchen zu verzetteln und so ganz unnötig viel Nervenkraft im Alltag zu verschleudern. Die Konkordanztherapie soll dieses Verhalten bewusst und besser steuerbar machen.

Dazu müssen die Patienten in unterschiedliche Belastungssituationen gebracht werden, die unverhofft von den Therapeuten produziert werden. Dabei können die Patienten lernen, entsprechende Belastungssituationen und ihre Körpervorgänge direkt aktiv wahrzunehmen.

Anschließend werden Übungen zum Erlernen der Kontrolle der wahrgenommenen Körpervorgänge durchgeführt. Zusätzlich wird auch ein Entspannungstraining – in der Regel die progressive Muskelrelaxation nach Jacobson – in die Konkordanztherapie integriert.

Die weiteren Übungen zielen darauf ab, Zusammenhänge zwischen den wahrgenommenen Körperprozessen und den Situationen festzustellen und bewusst zu machen. In den anschließenden Übungsstunden lernen die Patienten ein angemessenes Verhalten zur Bewältigung der belastenden Situationen.

> Ohne Medikamente der Migräne vorzubeugen, bedeutet vor allem, die eigenen Beschwerden auch dann ernst zu nehmen, wenn sie gerade nicht akut sind, und Zeit und Energie darauf zu verwenden, krank machende Gewohnheiten abzulegen und passende Bewältigungsstrategien zu entwickeln.

Gemeinsam gegen den Schmerz – das Patientenseminar

Das von Professor Gerber und mir entwickelte Patientenseminar zielt auf eine umfassende neurologisch-verhaltensmedizinische Betreuung von Schmerzpatienten ab. Die Betreuung bezieht sich sowohl auf die nichtmedikamentöse Vorbeugung und Therapie von Kopfschmerzen als auch auf eine spezifische medikamentöse Prophylaxe und Therapie nach wissenschaftlich ganzheitlichem Ansatz. In einer umfassenden Aus- und Weiterbildung wollen wir auch Ärzte befähigen, die Gruppensprechstunde im Rahmen eines Patientenseminars durchzuführen. Das Patientenseminar für chronische Kopfschmerzen lehnt sich dabei an Modelle ähnlicher Gruppensprechstunden an.

Organisatorisch ist das Patientenseminar idealerweise eine von einem Arzt und einem Psychologen geleitete Patientenveranstaltung, die

z. B. an einem Wochentag für die Dauer von 60 bis 90 Minuten in einer kleinen Gruppe von Problempatienten (ca. fünf bis zehn Teilnehmer) mit vergleichbaren Erkrankungen durchgeführt wird. Das Patientenseminar soll dabei wie folgt realisiert werden.

Gruppenbildung und Erstgespräche

Im Einzelgespräch soll der Arzt infrage kommende Patienten auswählen, über das Patientenseminar informieren und zur Teilnahme motivieren. Selbstbeobachtungsmaßnahmen werden erklärt. Ein Kopfschmerztagebuch wird ausgegeben.

In den ersten Sitzungen finden dann gruppenspezifische Erstgespräche statt. Dabei wird die Symptomatik der einzelnen Kopfschmerzerkrankungen mit den Patienten diskutiert, und der Leidensdruck sowie die Entwicklungsgeschichte und Chronifizierungsfaktoren werden herausgearbeitet. Insbesondere sollen dabei chronifizierende Faktoren, die verschiedenen Verhaltensweisen, die der Behandlung des Kopfschmerzes entgegenstehen, sowie Verhaltensmuster im Alltag erfasst und analysiert werden.

Information durch den Arzt

Erläuterung der Diagnose durch den Arzt und Information über die Entstehungsbedingungen: In dieser Sitzung werden den Patienten die zugrunde liegenden Mechanismen der Kopfschmerzerkrankung ausführlich erklärt.

Darauf aufbauend werden ihnen entsprechende strukturierte Schritte zur Behandlung der Kopfschmerzen vermittelt. Dabei werden den Patienten nicht nur biologische, sondern auch psychologische und verhaltensmäßige Prozesse bewusst gemacht. Dazu gehören insbesondere Stress, ungünstige Gedanken und Verhaltensmuster.

> Die Grundgedanken des Patientenseminars: die Information in kompakter Form an Betroffene weiterzugeben, Selbsthilfegruppen zu initiieren und durch den gegenseitigen Austausch von Informationen zwischen den Gruppenmitgliedern eine effektive interaktive Behandlung zu ermöglichen.

> MIGRÄNEFREI DURCH
> RICHTIGES VERHALTEN

Gemeinsam Entspannungstechniken üben, Informationen über die Krankheit und Abwehrstrategien austauschen – Migränepatienten können sich innerhalb einer Gruppe viel Unterstützung geben.

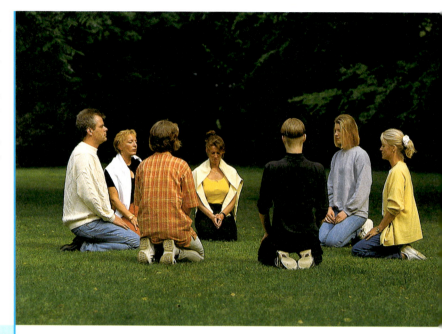

Mit ebenfalls Betroffenen Erfahrungen auszutauschen, muss keineswegs bedeuten, einen deprimierenden »Jammerzirkel« in Leben zu rufen. Unter der Leitung von Fachleuten kann jeder Migräniker dabei wertvolle Erkenntnisse gewinnen.

Beratungsgespräch und Gruppendiskussion

In dieser Sektion des Patientenseminars werden weitere Informationen interaktiv in der Gruppe vermittelt. Neben den individuellen Reizbedingungen sollen insbesondere Faktoren der Lebensführung wie z. B. unregelmäßiger Schlaf, Tagesplanung, Stress, Arbeitsplatzgestaltung etc. besprochen werden.

Die Basis des Gesprächs ist hier ein spezifischer Stressanalysebogen, anhand dessen in Verbindung mit einer Kopfschmerz-Checkliste die verschiedenen Bedingungen für die Kopfschmerzattacken herausgearbeitet werden. Bereits in dieser Sitzung wird den Patienten eine kombinierte Behandlungsstrategie – die Verbindung zwischen nichtmedikamentösen und medikamentösen Verfahren – aufgezeigt.

Medikamentenbesprechung

In dieser Sitzung werden ausführlich die Medikamentenvorgeschichte, die Art und Weise, wie Medikamente bislang eingenommen wurden, Wirkungen und Nebenwirkungen, aber auch Einstellungen zu Medikamenten besprochen. Gleichzeitig wird auf die besondere Bedeutung selbstregulativer Mechanismen wie z. B. Schmerzkontrolle, Stressbewältigung etc. hingewiesen.

Stressanalyse I

Zu Beginn der Sitzung wird zunächst auf die besondere Bedeutung von Belastungsfaktoren und ungünstigen Einstellungs- und Verhaltensmustern hingewiesen.

Dazu füllen die Patienten spezielle Stressanalysebögen aus, wobei die Stressoren hierarchisch geordnet werden. Stress und Belastung werden auch im Sinne psychobiologischer Konzepte erläutert. So wird etwa dargestellt, dass durch bestimmte Techniken, z. B. Entspannungstechniken, Nervenbotenstoffe besser und schneller abgebaut werden können. Auf dieser Basis wird den Patienten erläutert, dass eine spezifische Körperwahrnehmung notwendig ist. In diesem Sinn wird den Patienten die progressive Muskelrelaxation nach Jacobson erklärt. Die Wirkung von Belastungsfaktoren auf den Körper wird durch gezielte Stressinduktionen, wie z. B. einen belastenden Film, quasi körpernah eingeführt. Es soll dann verdeutlicht werden, dass die Patienten bei extremer Belastung Körpersignale wahrnehmen, wie z. B. Druckempfinden in der Stirn, denen sie mit geeigneten Entspannungstechniken begegnen können.

Die dann folgenden Entspannungsübungen werden jedem Patienten auch als CD zur häuslichen Übung zur Verfügung gestellt. Die Patienten erhalten neben der CD ein Übungsprotokoll, in das sie Übungszeiten eintragen sollen.

Das Patientenseminar ist eine neuere Entwicklung von engagierten Ärzten, die im Team mit Psychologen Migränepatienten mehr Wissen über ihre Erkrankung vermitteln und dabei helfen, das Leiden in den Griff zu bekommen.

Stressanalyse II

In dieser Sitzung werden die Patienten zunächst in einer ausführlichen Entspannungsübung zur Tiefenentspannung hingeführt. Wie in anderen vorangegangenen Sitzungen werden die Kopfschmerztagebücher besprochen. Eventuell aufgetretene Schwierigkeiten mit Medikamenten oder mit dem Jacobson-Training werden zunächst in der Gruppe erläutert.

Diese Sitzung ist darauf ausgerichtet, die Entspannungstechniken differenziert einsetzen zu können. Das bedeutet, die Patienten lernen, in Alltagssituationen, z. B. beim Sitzen, beim Gehen, Stehen, Sprechen, durch eine kurze Anspannung die Entspannungsreaktionen einzuleiten. Jetzt erfolgt eine Stressinduktion, wie z. B. das Klingeln eines Telefons, um mögliche Gegenwirkungen zu erproben. Es werden nun verschiedene Belastungssituationen des Alltags durchgespielt, wie z. B. Diskussionen, Streit, Selbstbehauptungssituationen etc. Die Patienten lernen, bei aufkommenden Körperempfindungen mit Entspannungsübungen zu reagieren.

> Das Entspannungstraining nach Jacobson kann man zwar auch allein lernen, aber mit persönlicher Anleitung durch einen Trainer wird es leichter, die Technik auch im Alltag in den verschiedensten Situationen effektiv einsetzen zu können.

Schmerzbewältigung und Abschluss

Diese Sitzung ist auf die Schmerzbewältigung gerichtet (Schmerzbewältigungstraining). Zunächst schildern die Patienten ihre letzten Anfälle bzw. den letzten Anfall. Danach werden sie aufgefordert, ihre Anfälle erneut durchzuspielen. Durch spezifische Techniken (z. B. Vorstellungstechnik) sollen die Patienten gemeinsam Strategien erarbeiten, wie ein Anfall ohne oder mit Medikamenten beendet werden könnte. Das Patientenseminar endet mit einer Zusammenfassung und mit der Vereinbarung, sich gegebenenfalls zu Auffrischsitzungen wieder zusammenzufinden. Gleichzeitig sollen die Patienten angehalten werden, auf eigene Initiative eine Selbsthilfegruppe zu besuchen bzw. eventuell selbst eine zu gründen.

Zehn Gebote für Migränepatienten

1. Erkennen und meiden Sie Ihre persönlichen Migräneauslöser!

2. Beim Ausfindigmachen Ihrer individuellen Auslöser kann Ihnen ein Kopfschmerztagebuch und eine Triggerfaktoren-Checkliste helfen. Füllen Sie sie regelmäßig aus (siehe hintere Umschlaginnenklappe und Seite 76)!

3. Behalten Sie einen gleichmäßigen Schlaf-wach-Rhythmus bei – vor allem am Wochenende. Deshalb am Wochenende Wecker auf die gewohnte Weckzeit einstellen und zur gleichen Zeit frühstücken wie sonst auch. Das ist zwar hart, kann aber das Wochenende vor Migräne schützen. Nach dem Frühstück können Sie sich gerne wieder ins Bett legen.

4. Achten Sie auf sehr regelmäßige Essenszeiten!

5. Treiben Sie regelmäßig gesunden Sport – z. B. Schwimmen, Radfahren, Wandern; das hilft Ihnen und Ihrem Gehirn zu entspannen!

6. Versuchen Sie eine besonders ausgeglichene Lebensführung. Ein sehr gleichmäßiger Tagesablauf kann Kopfschmerzen verhindern!

7. Lernen Sie, nein zu sagen. Lassen Sie sich nicht zu Dingen drängen, die den von Ihnen vorgegebenen gleichmäßigen Rhythmus außer Takt bringen – es kommt schließlich auf Sie an!

8. Lernen Sie das Entspannungstraining »Progressive Muskelrelaxation nach Jacobson« (CD-Kurse siehe www.neuro-media.de). Üben Sie regelmäßig!

9. Entwickeln Sie eine größere Distanz zu den scheinbar unabänderlichen Dingen des Alltags, und werden Sie gelassener. Gut geplante, regelmäßige Pausen sind der Geheimtipp für einen produktiven Tag.

10. Beachten Sie die Einnahmeregeln für Ihre Medikamente. Vorbeugende Medikamente müssen regelmäßig über mehrere Monate eingenommen werden, denn sie wirken meist erst nach mehreren Wochen. Nehmen Sie Medikamente zur Behandlung der akuten Attacke ein, sobald Sie eine Migräneattacke erkennen. Verwenden Sie die Triptanschwelle zur Identifikation des besten Zeitpunkts.
Verwenden Sie Akutmedikation maximal an zehn Tagen pro Monat. Verwenden Sie keine Akutmedikation, die nicht zuverlässig bei Ihnen wirkt; mäßig wirksame Medikamente, die folglich oft benötigt werden, können die Attackenhäufigkeit erhöhen. Lassen Sie sich daher ein wirksames Medikament verordnen, das auch rasch und zuverlässig wirkt.

Innerhalb des letzten Jahrzehnts wurden Medikamente entwickelt, mit denen sich Migräneschmerzen wirkungsvoll unter Kontrolle halten lassen – vorher war man ihnen machtlos ausgeliefert. Der richtige Umgang mit diesen Mitteln sorgt dafür, dass sie auch gut verträglich sind.

Wirksame Mittel richtig anwenden

Was hilft wie bei Migräneanfällen?

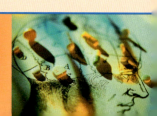

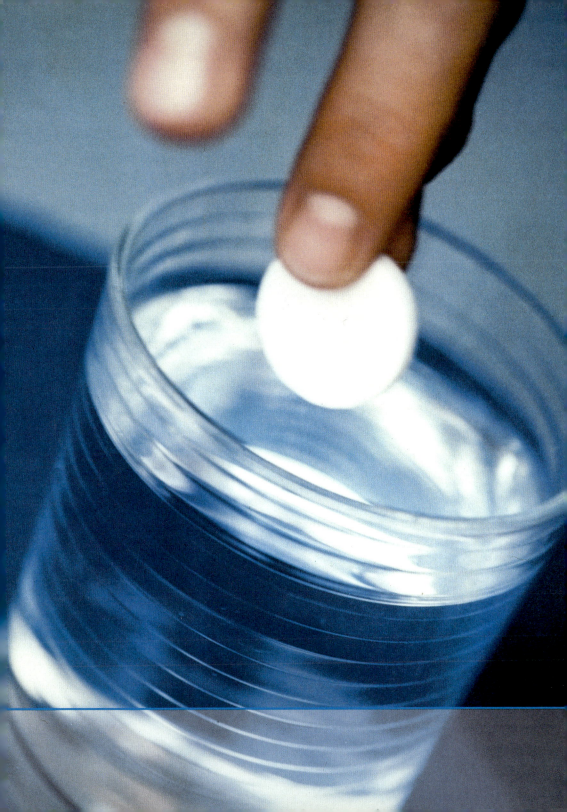

Aus Krankenkassendaten wissen wir, dass sich in Deutschland rund 160 000 Menschen jährlich wegen eines schmerzmittelinduzierten Kopfschmerzes einer stationären Behandlung unterziehen müssen. Schätzungsweise sind in Deutschland rund ein bis zwei Prozent der Bevölkerung von diesem Problem betroffen – das sind 800 000 bis 1,6 Millionen Menschen.

Medikamente und was dabei wichtig ist

Die im letzten Kapitel genannten Methoden der Vorbeugung ohne Medikamente sind bei vielen Menschen äußerst effektiv und sollten unbedingt immer zuerst genutzt werden. Wenngleich sie oft die Häufigkeit und Schwere der Migräneattacken reduzieren – ein Leben ganz ohne Kopfschmerzmittel können sie meist nicht garantieren. Es ist deshalb von zentraler Bedeutung, dass der Patient genau weiß, wie er welche Medikamente einnehmen sollte und worauf er dabei besonders achten muss. Ein Grund ist natürlich, dass der Schmerz so schnell und vollständig wie möglich beseitigt werden sollte. Ein weiterer ist, dass jedes Medikament auch Nebenwirkungen hat und die Behandlung deshalb so effektiv wie möglich sein sollte. Und noch ein wichtiger Grund: Schmerzmittel können selbst zu Kopfschmerzen führen, wenn sie falsch eingenommen werden.

Kopfschmerz durch Medikamente

Bei zu häufigem Gebrauch von Medikamenten zur Behandlung von Kopfschmerzen kann ein so genannter medikamenteninduzierter Kopfschmerz entstehen. Es handelt sich dabei um einen diffusen und pulsierenden Dauerkopfschmerz ohne die typischen Begleitsymptome der Migräne. Die zu häufige Einnahme von Schmerz- und Migränemitteln kann obendrein dazu führen, dass die Attackenfrequenz der Migräne zunimmt, die Migräneattacken länger andauern, eine stärkere Intensität aufweisen und weniger gut auf Medikamente ansprechen. Der Verdacht, dass die Kopfschmerzbehandlung selbst die Kopfschmerzen auslöst, muss immer dann erwogen werden, wenn:

- Kopfschmerzmedikamente länger als drei Monate an mehr als zehn Tagen pro Monat eingenommen werden
- Mehr als 15 Kopfschmerztage pro Monat bestehen
- Eine Kopfschmerzbesserung innerhalb eines Monats nach einer Einnahmepause auftritt

Einblick in eine unangenehme Wahrheit

Die wenigsten Menschen kommen auf die Idee, dass ihr Kopfschmerz durch die regelmäßige Einnahme von Kopfschmerzmedikamenten in seiner Häufigkeit, Hartnäckigkeit und Dauer zugenommen haben könnte. Im Gegenteil versuchen die Betroffenen sogar ständig, das eine Medikament zu finden, das all ihre Beschwerden löst. Aus diesem Grund werden sehr häufig die Medikamente gewechselt und neue Substanzen ausprobiert. Oftmals besteht Angst vor wirksamen Medikamenten, in der Annahme, dass das, was gut wirkt, auch stark sein muss. Lieber nehmen manche Patienten sehr häufig ein mäßig wirksames Medikament ein. Sie glauben, wenn es nicht gut hilft, kann es ja auch nicht stark sein und keine gefährlichen Nebenwirkungen verursachen. Das Gegenteil ist jedoch der Fall.

Kaum zu glauben – aber leider oft wahr

Zunächst glauben viele Patienten nicht, dass ihre Kopfschmerzen durch die Medikamente unterhalten werden: Sie haben gelernt, dass das Weglassen mit sicherer Regelmäßigkeit nach ein paar Stunden zu schlimmen Kopfschmerzen und die Einnahme von Kopfschmerzmedikamenten zu einer wenigstens vorübergehenden Beseitigung der Schmerzen führt – zumindest stundenweise. Viele Patienten trauen sich ohne Kopfschmerzmittel nicht einmal auf die Straße. Manche Patienten aber erahnen den Zusammenhang zwischen ihrem Leid und der Medikamenteneinnahme. Verantwortungsvolle Apotheker, die

> Potente Migränemittel wirken wie ein Sicherheitsschlüssel ohne viel Kraft in einem Sicherheitsschloss, sie sind verträglicher als häufig eingenommene so genannte milde Schmerzmittel.

beim Kauf der Medikamente zu einem Arztbesuch oder gar zu einer Schmerzmittelreduktion raten, werden dann gemieden. Um den Schein zu wahren, gehen manche Patienten am Montag in Apotheke A, am Mittwoch in Apotheke B und am Samstag in Apotheke C. Unmittelbarer Grund für die kontinuierliche Medikamenteneinnahme ist der Entzugskopfschmerz, der mit dem Nachlassen der Medikamentenwirkung einsetzt.

Bei 90 Prozent der Patienten ist dieser Kopfschmerz von mittlerer bis starker Intensität. Er wird von Übelkeit, Erbrechen, Angst und Unruhe, Kreislaufstörungen, Schwindel und teilweise sogar Fieber begleitet. Die Einnahme von ein bis zwei Tabletten behebt häufig diese Qual – leider nur vorübergehend für die nächsten Stunden – und führt gleichzeitig dazu, dass diese von Mal zu Mal langsam, aber stetig immer schlimmer wird.

Medikamentenpause in der Klinik

Bei einem medikamenteninduzierten Dauerkopfschmerz wird heute eine so genannte Medikamentenpause durchgeführt; im englischen Sprachraum wurde dafür das schöne Wort »drug holiday«, Medikamentenferien, geprägt.

In der ersten Phase der Behandlung klären wir den Patienten sehr ausführlich über die Mechanismen der Kopfschmerzentstehung und die Effekte der Dauereinnahme der Medikamente auf. Darüber hinaus wird der Patient natürlich genau über die weitere Behandlung während der Medikamentenpause informiert.

In spezialisierten Kliniken – wie z. B. in der Schmerzklinik Kiel – wird die Dauereinnahme der Kopfschmerzmedikamente von einem auf den nächsten Tag abgebrochen. Zur Beseitigung des darauf einsetzenden Umstellungskopfschmerzes erhält der Patient Medikamente, welche die verbrauchten Botenstoffe wieder vermehrt zur Verfügung stellen.

Eine Medikamentenpause muss in der Regel stationär durchgeführt werden, da die so genannten Rebound- oder Umstellungskopfschmerzen während der Medikamentenpause zu Hause meist zu einer erneuten Schmerzmitteleinnahme führen.

»FERIEN« VON DER ARZNEI

Dazu wird in der Regel eine 14-tägige Infusionsbehandlung durchgeführt. Begleitend werden dem Patienten in einem intensiven verhaltensmedizinischen Programm Konzepte vermittelt, um den Kopfschmerzen durch nichtmedikamentöse Maßnahmen vorzubeugen. Darüber hinaus lernt der Patient selbstverständlich auch den angemessenen Umgang mit Kopfschmerzmedikamenten, so dass er anschließend in der Lage ist, Medikamente gezielt und richtig dosiert einzusetzen. Der Schwerpunkt liegt jedoch auf der verhaltensmedizinischen Vorbeugung der Kopfschmerzen ohne Medikamente.

An Patienten, die aufgrund dieser Problematik in der Schmerzklinik Kiel behandelt wurden, zeigte sich, dass der Schmerzmittelentzug umso länger dauert und umso schwieriger ausfällt, je mehr aktive Bestandteile in einer Kopfschmerztablette enthalten sind.

Damit es nicht so weit kommt

Wenn Sie folgende kritische Schwellen beachten, können Sie medikamenteninduzierten Kopfschmerzen weitgehend vorbeugen:

Schwelle Nr. 1 – zeitliches Einnahmeverhalten
Nehmen Sie Kopfschmerzmittel an nicht mehr als zehn Tagen pro Monat ein.

Schwelle Nr. 2 – Kopfschmerzhäufigkeit
Versorgen Sie sich nicht selbst mit Medikamenten, wenn Sie an mehr als zehn Tagen pro Monat Kopfschmerzen haben. Gehen Sie zum Arzt!

Schwelle Nr. 3 – Analgetikazubereitung und -art
Nehmen Sie keine Medikamente mit zwei oder mehr Wirkstoffen ein (und keine Opioidanalgetika bei Migräne oder Kopfschmerz vom Spannungstyp). Das Hinzufügen von Substanzen zu den eigentlichen Wirkstoffen des Schmerzmittels (hinzugefügt werden beispielsweise Kodein, Koffein, Ethenzamid, Thiamin, Chinin, Salacetamid etc.) verstärkt nicht deren Wirksamkeit gegen Kopfschmerzen, erhöht jedoch das Nebenwirkungsrisiko und die Gefahr psychischer Gewöhnung, so dass eine Dosiserhöhung und damit der Dauerkopfschmerz sehr wahrscheinlich werden.

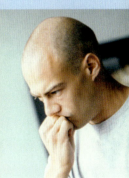

Bitter, wenn es am Ende gerade die Schmerzmedikamente sind, die zu unerträglichen Migräneattacken führen. Mit einiger Vorsicht lässt sich dieser Effekt aber vermeiden.

Die richtige Selbstbehandlung

Kopfschmerzen sollten Sie dennoch auf keinen Fall einfach hinnehmen. Denn eine effektive Behandlung der Schmerzen kann dazu beitragen, dass die Häufigkeit und Schwere von Anfällen vermindert werden. Aus diesem Grund sollten bei behandlungsbedürftigen Schmerzen stets Substanzen eingesetzt werden, die in der Lage sind, den Schmerz effektiv zu reduzieren oder zu beseitigen. Man nutzt sich und seinem Körper nicht, wenn man Schmerzen aushält. Im Gegenteil: Durch dauernde Schmerzen kommt es zu Veränderungen im Körper, die langfristig zu einer deutlichen Beeinträchtigung der Körperfunktionen führen können.

> Schmerzen hinzunehmen und zu ertragen, ist keine Tugend. Sie müssen schnellstmöglich behandelt werden, um das Nervensystem zu schützen.

Abwarten ist der falsche Weg

Für die Behandlung von Kopfschmerzen ist es wichtig, dass die Kopfschmerzmittel möglichst frühzeitig eingenommen werden. Gerade bei der Migräne kommt es sehr häufig im Laufe der Attacke zu einer Störung der Aufnahmefähigkeit von Magen und Darm. Die Wirkstoffe können dann nicht mehr an ihren Wirkort gelangen und ihre Wirkung entsprechend nicht entfalten.

Aus diesem Grund empfehle ich Ihnen – insbesondere bei Migräne –, das Medikament sehr frühzeitig einzunehmen. Eine späte Einnahme kann dazu führen, dass ansonsten sehr wirkungsvolle Medikamente ihre Wirkung nicht ausüben können und die Schmerzen dadurch lange anhalten.

Bei Migräneattacken mit Übelkeit und Erbrechen haben sich Nasenspray und Zäpfchen als besonders vorteilhaft erwiesen. Eine weitere Möglichkeit ist, mit einer Fertigspritze sich das Medikament selbst unter die Haut zu spritzen. Grund: Der Magen wird umgangen, der Wirkstoff kann direkt aufgenommen werden.

Mittel gegen Migräneattacken bei leichter Beeinträchtigung

Leichte Migräneattacken lassen sich durch
- Langsamen Beginn der Kopfschmerzintensität
- Schwache bis mittlere Kopfschmerzintensität
- Fehlende oder nur leichte Aurasymptome
- Mäßige Übelkeit und fehlendes Erbrechen

von schweren Migräneattacken abgrenzen. Zur Behandlung dieser leichten Migräneattacken empfehle ich die Kombination eines Medikaments gegen die Übelkeit (Metoclopramid oder Domperidon – beide verschreibungspflichtig) mit einem Schmerzmittel (Acetylsalicylsäure, Ibuprofen, Naproxen, Paracetamol oder Phenazon).

Der Übelkeit vorbeugen

Die Gabe eines Medikaments gegen Übelkeit und Erbrechen hat sich in der Behandlung der Migräneattacke als sinnvoll erwiesen, da sie einerseits direkt und gezielt die Symptome Übelkeit und Erbrechen reduziert, andererseits die Magen- und Darmaktivität normalisieren kann. Dadurch kann die Aufnahme des Medikaments gegen die Schmerzen verbessert und beschleunigt werden. Bestehen bei leichten Migräneattacken überhaupt keine Übelkeit und kein Erbrechen, können Sie auch direkt das Schmerzmittel einnehmen und auf das Medikament gegen Übelkeit und Erbrechen verzichten.

Grenzen der Selbstbehandlung: Prinzipiell sollte eine Selbstmedikation zur Vermeidung von Komplikationen an maximal zehn Tagen pro Monat durchgeführt werden. Sollten Sie mit den in diesem Abschnitt erwähnten Medikamenten die Schmerzen nicht in den Griff bekommen oder die Schmerzen an mehr als zehn Tagen pro Monat auftauchen: Gehen Sie unbedingt zum Arzt!

> Wenn die hier empfohlenen Mittel nicht helfen, sind spezifische Migränemittel, die Triptane, und bei hoher Attackenhäufigkeit eine vorbeugende Therapie mit rezeptpflichtigen Substanzen nötig.

WIRKSAME MITTEL
RICHTIG ANWENDEN

Viele Menschen versuchen, sich durch schnelle und übermäßige Einnahme von Medikamenten arbeitsfähig zu erhalten. Diese Situation ist ein wesentlicher Grund für einen medikamentösen Fehlgebrauch mit der Gefahr eines medikamenteninduzierten Dauerkopfschmerzes. Auch wenn ein Medikament sehr gut und sehr schnell hilft, sollten Sie trotzdem eine Ruhephase einhalten.

Metoclopramid und Domperidon

Appetitlosigkeit, Übelkeit und Erbrechen können Begleitsymptome von Migräneattacken sein. Zusätzlich ist oft die Muskulatur des Magens in ihrer Beweglichkeit gestört und damit die Fortbewegung des Speisebreis. So genannte Antiemetika (Mittel gegen Übelkeit und Erbrechen) sollen diese Funktionsstörungen bei Migräne beheben. Die Magenlähmung während der Migräneattacke führt dazu, dass die Schmerzmittel kaum in den Darm weitertransportiert werden. Folge: Die gewünschte Wirkung bleibt aus. Aus diesem Grund sollten Sie 15 Minuten vor der Einnahme des Migränemittels ein Antiemetikum (Metoclopramid oder Domperidon) einnehmen. Innerhalb dieser Zeit wird die Steuerung der Magenbeweglichkeit wieder normalisiert, und das Migränemittel kann seine Wirksamkeit entfalten.

Das ist zu beachten

▸ Wirkung Normalisierung der Magen-Darm-Beweglichkeit, Linderung von Übelkeit und Erbrechen

▸ Anwendung Metoclopramid: 20 Tropfen, bei frühem Erbrechen 1 Zäpfchen mit 20 Milligramm; ersatzweise Domperidon: 30 Tropfen

▸ Vorsichtsmaßnahmen Ein vorsichtiger Einsatz sollte bei Nierenerkrankungen und bei Kindern unter 14 Jahren erfolgen. Die Medikamente dürfen nicht eingesetzt werden bei Darmverschluss und -blutungen, Epilepsie, Bewegungsstörungen, bestimmten hormonbildenden Tumoren und in Kombination mit MAO-Hemmern (magensäurehemmende Mittel).

▸ Mögliche unerwünschte Wirkungen Selten treten Müdigkeit, Schwindel oder Durchfall auf. Sehr selten können kurz nach der Einnahme Bewegungsstörungen in Form von unwillkürlichen Mundbewegungen, Schlund- und Zungenkrämpfen, Kopfdrehungen, Schluckstörungen oder Augendrehungen auftreten. In diesem Fall liegt eine

BRAUSETABLETTEN
WIRKEN SCHNELL

Überdosierung vor, und Sie sollten einen Arzt rufen. Durch Gabe eines Gegenmittels können diese unangenehmen, aber ansonsten ungefährlichen Erscheinungen schnell behoben werden.

Acetylsalicylsäure – der Klassiker

Unter den rezeptfreien Medikamenten besitzt die Acetylsalicylsäure (z. B. Aspirin, ASS) den stärksten schmerzlindernden Effekt bei Kopfschmerzen. Sie ist auch das weltweit am häufigsten bei Migräne eingesetzte Medikament. Acetylsalicylsäure sollte möglichst als Brauselösung eingenommen werden, da dadurch eine besonders schnelle und sichere Aufnahme im Magen-Darm-Trakt erfolgt. Ähnlich schnell ist auch die Aufnahme bei Verwendung einer Kautablette. Wird bei Verwendung einer normalen Tablette nicht genügend Flüssigkeit nachgetrunken (mindestens 250 Milliliter), bleibt das Medikament aufgrund der migränebedingten Magen-Darm-Lähmung zu lange im Magen liegen, wird vom Darm nicht aufgenommen und kann dort unerwünschte Wirkungen in Form einer Magenschleimhautentzündung (Gastritis) mit Magenschmerzen hervorrufen.

Bei Jugendlichen beträgt die Dosierung von Acetylsalicylsäure 500 Milligramm, bei Erwachsenen 1000 bis 1500 Milligramm zur Erzielung einer ausreichenden Wirksamkeit!

> Die Einnahme einer Tablette ASS 500 Milligramm bei Erwachsenen reicht bei Migräne definitiv nicht aus, vielmehr sind zwei Tabletten erforderlich. Die Wirkung setzt in der Regel nach 20 bis 60 Minuten ein.

Das ist zu beachten

▶ Wirkung Schmerzlindernd, fiebersenkend, entzündungshemmend
▶ Anwendung Acetylsalicylsäure sollte als Brauselösung in 250 Milliliter Wasser gelöst eingenommen werden. Das Medikament wird erst im Dünndarm in den Körper aufgenommen. Durch die Brauselösung passiert es schnell den Magen und wirkt rasch. Die Beifügung von Vitamin C in Brausetabletten dient zur Bildung der sprudelnden Kohlensäure und einer erhöhten Magenverträglichkeit; sie ist keine Bei-

Wer nur selten eine Migräneattacke erlebt und dies eher in leichterer Form, kann die Beschwerden meist mit den bekannten, freiverkäuflichen Schmerzmitteln bekämpfen. Um die beste Wirkung zu erzielen, sind neben der Höhe der Dosierung auch der Zeitpunkt der Einnahme und die Darreichungsform des Wirkstoffs wichtig.

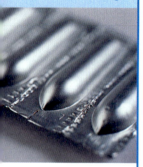

Paracetamol ist auch gut verträglich für Kinder. Es kann als sprudelndes Getränk oder, bei Übelkeit, als Zäpfchen gegeben werden.

mengung einer Substanz im Sinne von Kombinationspräparaten, also nicht gefährlich. Vorteilhaft ist insbesondere auch die Einnahme einer so genannten gepufferten Zubereitung, die sich positiv auf Magensymptome der Migräne auswirkt (z. B. Aspirin Migräne).

▸ Vorsichtsmaßnahmen ASS darf nicht bei Magen- und Darmgeschwüren, Verengung der Atemwege, Asthma, Nesselausschlag (Urtikaria) und Störung der Blutgerinnung eingenommen werden.

▸ Mögliche unerwünschte Wirkungen Selten treten Magenbeschwerden auf. Überempfindlichkeitsreaktionen wie Hautausschläge oder Atemnot, Magen-Darm-Blutungen oder Verminderung der Blutplättchen sind ebenfalls selten.

Paracetamol

Paracetamol wird bevorzugt bei Kindern verabreicht. Es kann als Zäpfchen, Brausegranulat zum Trinken, als Kautablette, Saft oder Tropfen eingenommen werden.

Das ist zu beachten

▸ Wirkung Schmerzlindernd, fiebersenkend

▸ Anwendung Bei Kindern beträgt die Dosis 500 Milligramm, bei Erwachsenen 1000 Milligramm. Die Wirkung tritt in der Regel nach 30 bis 60 Minuten ein. Bei Erbrechen zu Beginn der Migräneattacke ist es sinnvoll, Paracetamol als Zäpfchen zu benutzen.

▸ Vorsichtsmaßnahmen Bei Leber- und Nierenerkrankungen muss vorsichtig dosiert werden (Arzt befragen). Bei Glukose-6-Phosphat-Dehydrogenasemangel darf Paracetamol nicht verwendet werden.

▸ Mögliche unerwünschte Wirkungen Paracetamol ist normalerweise gut verträglich. Sehr selten treten auf: Überempfindlichkeitsreaktionen, wie Hautausschläge oder Atemnot, Blutbildveränderungen und Blutdruckabfall bis zum Schock.

Ibuprofen oder Naproxen

Die Wirksamkeit von Ibuprofen in der Behandlung der Migräneattacke ist nicht so gut untersucht wie die der Acetylsalicylsäure. Die Substanz ist als Tablette, Brausegranulat, Zäpfchen und Kapsel erhältlich. Es wird angenommen, dass Ibuprofen der Acetylsalicylsäure und dem Paracetamol in seinem schmerzlindernden Effekt ähnlich ist. Die Einzeldosierung beträgt bei Kindern 200 Milligramm, bei Erwachsenen bis 500 Milligramm. Naproxen bewährt sich wegen seiner langen Wirkdauer besonders bei langen Attacken.

Das ist zu beachten

▸ Wirkung Schmerzlindernd, entzündungshemmend, fiebersenkend
▸ Anwendung Ibuprofen kann als Tablette, Granulatlösung oder Zäpfchen verabreicht werden.
▸ Vorsichtsmaßnahmen und unerwünschte Wirkungen Die Vorsichtsmaßnahmen und unerwünschten Wirkungen unterscheiden sich nicht wesentlich von denen der Acetylsalicylsäure.

Mittel gegen Migräneattacken bei schwerer Beeinträchtigung

In der Akuttherapie der schweren Migräneattacke lassen sich verschiedene Situationen unterscheiden:
▸ Behandlung bei Ankündigungssymptomen einer Migräne
▸ Behandlung der Migräneattacke
▸ Notfallbehandlung der Migräne durch den Arzt
▸ Maßnahmen, wenn die Migräneattacke länger als drei Tage dauert
Als erste allgemeine Maßnahme sollten Sie sich wie auch bei leichten Migräneanfallen wenn möglich sofort in ein ruhiges, dunkles Zimmer zurückziehen und versuchen, sich zu entspannen.

> Eine schwere Beeinträchtigung äußert sich auch durch lange und häufige Attacken, häufiger und langer Arbeitsbehinderung oder Unfähigkeit, am sozialen Leben teilzunehmen.

WIRKSAME MITTEL RICHTIG ANWENDEN

Ergotamine (Mutterkornalkaloide) waren bis zum Jahre 1993 die einzige Möglichkeit der gezielten Behandlung schwerer Migräneattacken. Ergotamine werden in der modernen Migränetherapie jedoch nicht mehr eingesetzt, da eine häufige Einnahme sehr schnell die Migräneattacken in ihrer Häufigkeit und Intensität verschlimmern kann! Bei einer Dauertherapie können zudem schwere Durchblutungsstörungen in den verschiedensten Körperorganen auftreten, meist zunächst in Armen und Beinen.

Mögliche Ankündigungssymptome

- Stimmungsschwankungen im Sinne von Gereiztheit
- Besonders großer Elan
- Hyperaktivität und große Motivation
- Übertrieben gute Stimmung
- Erhöhter Appetit insbesondere auf Süßigkeiten
- Ausgeprägtes Gähnen
- Niedergeschlagenheit

Bei Ankündigungssymptomen

Viele Migränepatienten kennen Ankündigungssymptome einer Migräneattacke (siehe Kasten). Solche Ankündigungssymptome zeigen sich bei über einem Drittel der Migränepatienten bis zu 24 Stunden vor dem Beginn der Attacke. Wenn Sie aufgrund der Voraussymptome ziemlich sicher sagen können, dass ein Migräneanfall bevorsteht, können Sie bereits jetzt folgende Medikamente einsetzen:

- 500 Milligramm Acetylsalicylsäure als Brauselösung oder
- 500 Milligramm Naproxen oder
- 2,5 Milligramm Naratriptan

Treten die Migräneattacken mit großer Regelmäßigkeit in Verbindung mit der Menstruation auf, können Sie 24 Stunden vor der erwarteten Menstruation genauso verfahren.

Behandlung der Migräneattacke

Schwere Migräneattacken bestehen, wenn das zunächst eingesetzte Behandlungsschema für leichte Migräneattacken im Rahmen der Selbstmedikation (siehe Seite 107ff.) sich als nicht ausreichend wirksam erweist. Schwere Migräneattacken liegen auch dann vor, wenn zu Beginn bereits ausgeprägte einzelne Aurasymptome oder aber auch Kombinationen von mehreren Aurasymptomen auftreten. Unter dieser Voraussetzung können heute zwei Therapiewege beschritten werden: die Gabe von unselektiven 5-HT-Agonisten (Ergotalkaloide) oder selektiven 5-HT-Agonisten (Triptane). Von seltenen Ausnahmen abgesehen, werden heute Ergotamine nicht mehr zur Attackenbehandlung eingesetzt.

Triptane – die Mittel der Wahl

Alternativ zu der Gabe von herkömmlichen Schmerzmitteln und Ergotaminen steht seit 1993 die Substanz Sumatriptan als erster so genannter selektiver Serotoninagonist in der Migränetherapie zur Verfügung. Mittlerweile sind eine ganze Reihe weiterer Wirkstoffe aus dieser Substanzklasse erhältlich:

- Naratriptan
- Zolmitriptan
- Rizatriptan
- Almotriptan
- Eletriptan
- Frovatriptan

Da Triptane nicht nur den Migränekopfschmerz lindern, sondern auch gegen Begleitsymptome wie Übelkeit, Erbrechen, Lärm- und Lichtempfindlichkeit wirken, ist eine zusätzliche Anwendung eines Medikaments gegen Übelkeit und Erbrechen nicht mehr erforderlich.

Die Wirkweise der Triptane

Eine entscheidende Wirkung der Triptane: Sie blockieren die Freisetzung von Nervenbotenstoffen (Neuropeptiden und Neurotransmittern), die eine lokale neurogene Entzündung an den Blutgefäßen des Gehirns auslösen können. Zudem können Triptane während der Migräneattacke die erhöhte Nervenaktivität in verschiedenen Gehirnzentren normalisieren und erweiterte Kurzschlüsse zwischen den Arterien und Venen des Gehirns (Anastomosen) wieder verengen, wodurch sich die Sauerstoffversorgung des Gehirns normalisiert.

Während die Ergotamine überall im Körper wirken, binden die Triptane im Wesentlichen gezielt und selektiv an den Schaltstellen (5-HT1B- und 1D-Rezeptoren), die an genau den Stellen des Gehirns lokalisiert sind, an denen die Krankheitsvorgänge der Migräne ablaufen.

WIRKSAME MITTEL RICHTIG ANWENDEN

Obwohl auch bei zu häufigem Gebrauch von Triptanen (an mehr als 10 bis 15 Tagen pro Monat) ein medikamenteninduzierter Dauerkopfschmerz entstehen kann, ist im Vergleich zu den alten Ergotaminen die Symptomatik dieser medikamenteninduzierten Dauerkopfschmerzen deutlich milder und kann in der Regel durch einen ambulanten Entzug beseitigt werden.

Wichtige Regeln für alle Triptane

▸ Triptane dürfen nur eingesetzt werden nach einer ausreichenden ärztlichen Voruntersuchung einschließlich Blutdruckmessung und Elektrokardiogramm sowie individueller Beratung. Dies gilt auch und gerade für den erstmaligen Einsatz in der Notfallsituation bei schweren Migräneattacken.

▸ Sie dürfen nicht eingesetzt werden, wenn ein medikamenteninduzierter Dauerkopfschmerz oder Gegenanzeigen bestehen, wie z. B. ein Zustand nach Herzinfarkt, Zustand nach Schlaganfall, andere Gefäßerkrankungen, Bluthochdruck, Leber- oder Nierenerkrankungen.

▸ Nehmen Sie Triptane erst ein, wenn die Kopfschmerzphase beginnt, dann aber so früh wie möglich. Während der Auraphase sollten diese Wirkstoffe nicht verabreicht werden. Grund dafür ist, dass sie nicht in der Lage sind, die Symptome der Aura direkt zu beeinflussen. Auch können sie die Symptome der Migräne nicht effektiv verbessern, wenn sie zu früh vor der Kopfschmerzphase gegeben werden.

Darüber hinaus wird während der Auraphase eine Verengung bestimmter Gehirngefäße als mögliche Ursache angenommen. Gefäßverengende Wirkstoffe wie Triptane können in dieser Phase deshalb zu einer deutlichen Verstärkung der Symptome führen.

▸ In keinem Fall dürfen Triptane in Verbindung mit Ergotaminen verabreicht werden. Da sowohl Ergotamine als auch Triptane zu einer Gefäßverengung führen, kann durch eine Überlagerung der beiden Wirkstoffe eine gefährliche Addition der gefäßverengenden Wirkung zustande kommen. Weil Ergotamine in der Migränetherapie jedoch ohnehin der Vergangenheit angehören sollten, dürfte dieses Problem kaum noch auftreten.

▸ Da die Triptane nur eine begrenzte Wirkzeit haben, treten bei ca. 30 Prozent der behandelten Patienten nach Abklingen der Wirkzeit erneut Migränesymptome auf. Dieser so genannte Wiederkehrkopfschmerz lässt sich aber mit einer erneuten Dosis erfolgreich behandeln.

DAS MÜSSEN SIE BEACHTEN

Wichtige Regeln für alle Triptane

Wichtig: Dies bedeutet nicht, dass die Migräneattacke aufgeschoben oder verlängert wird! Es gilt die Faustregel, dass die Dosis einmal pro Tag wiederholt werden kann. Wenn Sie an einem Tag mehr als zweimal zu dem Medikament greifen, müssen Sie mit Ihrem Arzt ein neues Therapiekonzept erarbeiten, das zu einer besseren Wirksamkeit führt. Es empfiehlt sich dann die Wahl eines lang wirkenden Triptans, wie z. B. Naratriptan.

▶ Unabhängig von der Höhe der Dosis sollten Sie das Mittel pro Monat grundsätzlich an nicht mehr als zehn Tagen einnehmen, da sonst die Gefahr eines medikamenteninduzierten Dauerkopfschmerzes besteht.

▶ Patienten mit einer hohen Attackenfrequenz sind oft unsicher, ob sie bei Beginn der Kopfschmerzen bereits das Triptan einnehmen sollen. Sie stehen dann im Konflikt, einerseits sehr früh in der Attacke das Medikament nehmen zu sollen, andererseits auch umsichtig in Hinblick auf die Obergrenze der Einnahme an zehn Tagen pro Monat

vorzugehen. Aus diesem Grund wurde eine Checkliste, die so genannte Triptanschwelle, entwickelt, mit deren Hilfe man den genauen Einnahmezeitpunkt individuell ermitteln kann (siehe hintere Umschlaginnenklappe).

▶ Triptane sollten nur bis zu einem Alter von 65 Jahren verabreicht werden. Es liegen mittlerweile auch Studien für den Einsatz von Sumatriptan bei Jugendlichen zwischen dem 12. und 18. Lebensjahr vor. Diese ergaben kein erhöhtes Risiko in dieser Altersgruppe. Bei Kindern unter der Altersgrenze von 12 Jahren sollten Triptane allerdings nicht verabreicht werden.

▶ Typische Nebenwirkungen der Triptane sind ein leichtes allgemeines Schwächegefühl und ein ungerichteter Schwindel, Missempfindungen, Kribbeln, Wärme- oder Hitzegefühl und leichte Übelkeit. Sehr selten können auch ein Engegefühl im Bereich der Brust sowie im Halsbereich auftreten. In aller Regel sind die Nebenwirkungen mild und verschwinden von selbst wieder.

Auch die Kombination mit einem lang wirksamen so genannten COX-2-Hemmer kann die Wahrscheinlichkeit für das Auftreten von Wiederkehrkopfschmerzen reduzieren.

> Triptane unterscheiden sich in ihrer Wirkgeschwindigkeit und -dauer. Auch können sie in sehr unterschiedlicher Form angewendet werden: als Nasenspray, Zäpfchen, Tablette, Schmelztablette oder Fertigspritze.

Zeitgemäße Hilfe ist Pflicht

Bei Patienten, die trotz angemessener anderer Therapie ihre Behinderung durch Migräne nicht reduzieren können und bei denen keine Kontraindikationen gegen Triptane vorliegen, ist der Einsatz in der Therapie berechtigt und zwingend erforderlich. Wer den betreffenden Patienten Triptane vorenthält, kann sich aus juristischer Sicht im Sinne einer unterlassenen Hilfeleistung strafbar machen. Liegen keine Gegenanzeigen vor, wird der Arzt Triptane erwägen, falls folgende Bedingungen gegeben sind:

▸ Lange Dauer der Attacken
▸ Starke, anhaltende Schmerzintensität
▸ Schwere, anhaltende Übelkeit und Erbrechen
▸ Nachhaltige Beeinträchtigung sozialer Aktivitäten
▸ Starke Nebenwirkungen durch Alternativmedikation

Sumatriptan – der Stammvater

Seit Februar 1993 steht in Deutschland die Substanz Sumatriptan zur Verfügung, die ganz speziell zur Behandlung der Migräne entwickelt wurde. Sumatriptan wird daher auch als das Triptan der ersten Generation bezeichnet.

Sumatriptan-Filmtabletten

Sumatriptan-Filmtabletten liegen in zwei Darreichungsformen mit 50 Milligramm und 100 Milligramm vor. Bei ca. 50 bis 70 Prozent der Migräneattacken lässt sich eine bedeutsame Besserung oder auch ein vollständiges Verschwinden der Kopfschmerzen erzielen. Sumatriptan-Filmtabletten sollten möglichst frühzeitig bei Beginn der Kopfschmerzphase der Migräne eingenommen werden. Bis zum Beginn der Wirkung vergehen ca. 30 Minuten. Die Wirkung erreicht nach ein bis zwei Stunden ihr Maximum. Sumatriptan in Tablettenform wird bevorzugt eingesetzt, wenn Übelkeit und Erbrechen nur gering ausgeprägt sind und die Attackendauer in der Regel vier bis sechs Stunden bei unbehandeltem Verlauf beträgt. Patienten, die bisher erfolgreich bereits mit Sumatriptan in Tablettenform behandelt wurden, sollten nicht auf ein anderes Triptan umgestellt werden. Die Anfangsdosis von Sumatriptan in Tablettenform beträgt 50 Milligramm. Ist diese Menge ausreichend wirksam und sind die Nebenwirkungen tragbar, sollte mit dieser Wirkstoffmenge weiterbehandelt werden. Können allerdings mit 50 Milligramm keine ausreichenden klinischen Effekte erzielt werden, verabreicht man bei der nächsten Attacke 100 Milligramm. Ist mit 50 Milligramm eine gute Wirkung zu erzielen, kommt es jedoch zu Nebenwirkungen, kann auch die halbe Dosis, also 25 Milligramm, eingenommen werden.

Sumatriptan aus der Patrone

Eine besonders schnelle Wirksamkeit lässt sich mit Sumatriptan mittels des so genannten Autoinjektors oder Glaxopens erzielen. Dabei wird durch ein kugelschreiberähnliches Gerät via Knopfdruck aus einer Patrone die Wirksubstanz durch eine feine Nadel unter die Haut gespritzt. Der besondere Vorteil dieser Anwendungsform ist, dass der Patient selbstständig in der Lage ist, dies jederzeit und überall durchzuführen. Nach klinischen Studien kann damit bereits innerhalb von etwa zehn Minuten eine ausreichende Wirksamkeit erreicht werden.

Sollte nach Anwendung mit dem Glaxopen ein Wiederkehrkopfschmerz auftreten, kann dieser mit einer erneuten subkutanen Injektion von Sumatriptan behandelt werden. Alternativ ist jedoch auch der Einsatz einer Sumatriptan-Tablette oder auch eines Antiemetikums in Kombination mit einem Schmerzmittel möglich.

> Etwa die Hälfte der mit Sumatriptan in Tablettenform behandelten Patienten können mit 50 Milligramm eine ausreichende Linderung bei guter Verträglichkeit erzielen. Ein weiteres Viertel der Patienten erreicht dieses Ergebnis mit 25 Milligramm und ein weiteres Viertel erst bei 100 Milligramm.

Die Vorteile von Sumatriptan im Überblick

▶ Es wirkt gezielt nur dort im Körper, wo der Migräneschmerz entsteht.

▶ Ein guter Behandlungserfolg wird bei etwa 86 Prozent der behandelten Patienten erzielt.

▶ Die Besserung der Migräne kann bereits nach zehn Minuten eintreten (bei Anwendung mit dem Autoinjektor/Glaxopen).

▶ Es kann als Tablette, als Fertigspritze, als Nasenspray oder als Zäpfchen zur Selbstbehandlung angewendet werden.

▶ Mit einem speziell entwickelten Gerät, dem so genannten Glaxopen, können die Patienten eigenständig den Wirkstoff unter die Haut spritzen. Dadurch wird ein besonders schneller Wirkeintritt ermöglicht.

▶ Es kann ohne Wirkungsverlust jederzeit während der Attacke gegeben, muss also nicht sofort zu Beginn des Anfalls eingesetzt werden.

▶ Da die Substanz sehr schnell im Körper abgebaut werden kann, ist die Gefahr einer Überdosierung und Ansammlung im Körper gering.

Die vielfältigen Anwendungsformen von Sumatriptan lassen Migränekranken die Wahl: Vielen Patienten ist das Nasenspray angenehmer als die subkutane Anwendung von Sumatriptan mit dem Glaxopen oder das Einführen eines Zäpfchens.

Sumatriptan als Zäpfchen

Wem die subkutane Darreichungsform mit einem Glaxopen nicht behagt, kann bei Übelkeit und Erbrechen auch wahlweise Sumatriptan als Zäpfchen nehmen. Die Dosis beträgt dann 25 Milligramm. Auch bei dieser Anwendungsform kann eine schnelle und effektive Linderung der Migräneattacken erzielt werden. Bei Wiederauftreten von Kopfschmerzen ist die erneute Anwendung möglich.

Sumatriptan als Nasenspray

Eine besonders innovative Darreichungsform des Migränemittels ist die Verabreichung des Wirkstoffs über ein Nasenspray. Dazu wurde ein Einmaldosisbehälter zum Sprühen in die Nase entwickelt. Es gibt zwei unterschiedliche Dosierungen mit 10 Milligramm sowie mit 20 Milligramm Sumatriptan. Die optimale Dosis beträgt bei Erwachsenen 20 Milligramm. Bei einigen Patienten, insbesondere mit geringem Körpergewicht, können 10 Milligramm jedoch völlig ausreichend sein. Beim Wiederauftreten der Schmerzen kann die Dosis erneut eingenommen werden, wobei man jedoch einen Mindestabstand von zwei Stunden einhalten sollte. Sumatriptan in Form von Nasenspray führt ebenfalls zu einer sehr schnellen Linderung der Migräneattacke.

Weitere Triptane

Für die weitere Entwicklung zusätzlicher Triptane gab es mehrere Gründe: Die Wirksamkeit von Sumatriptan zeigt sich bei maximal 70 bis 90 Prozent der Attacken. Ziel war es daher, Substanzen zu finden, die die Serotoninrezeptoren noch spezifischer aktivieren können. Tatsächlich ist die Wirksamkeit der Triptane zweiter und dritter Generation teilweise höher als die von Sumatriptan. Während Sumatriptan im Wesentlichen an den entzündeten Gefäßen des Gehirns wirkt, können die Triptane der zweiten und dritten Generation auch im zentralen Nervensystem an jenen Stellen aktiv werden, die für die neurogene Entzündung an den Blutgefäßen verantwortlich sind.

Naratriptan – der Ausdauernde

Bei der Entwicklung von Naratriptan konzentrierte man sich vor allem darauf, einen Wirkstoff mit geringeren Nebenwirkungen als Sumatriptan und gleichzeitig selteneren Wiederkehrkopfschmerzen zu finden. Beide Ziele konnten in vollem Umfang realisiert werden. Naratriptan setzen wir heute bevorzugt bei Migränepatienten ein, die besonders empfindlich für Nebenwirkungen sind. Naratriptan wird in einer Dosis von 2,5 Milligramm als Tablette verabreicht. Ist die Wirkung

Triptane höherer Generation haben eine höhere Bioverfügbarkeit – d. h. sie werden besser im Magen-Darm-Trakt aufgenommen, sie können die so genannte Blut-Hirn-Schranke besser passieren, haben eine längere Wirkungsdauer und teilweise weniger Nebenwirkungen.

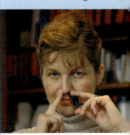

Triptane als Nasenspray werden sofort über die Schleimhäute aufgenommen und wirken besonders schnell.

> WIRKSAME MITTEL
> RICHTIG ANWENDEN

Naratriptan erzeugt kaum mehr Nebenwirkungen als ein so genanntes Scheinmedikament (Plazebo). Und: Die Häufigkeit von Wiederkehrkopfschmerzen ist mit 19 Prozent von allen bekannten Triptanen am niedrigsten.

nicht ausreichend, können auch 5 Milligramm eingenommen werden. Naratriptan in Tablettenform sollte wie alle anderen Triptane möglichst früh nach Auftreten der Kopfschmerzen eingesetzt werden. Die klinische Wirksamkeit ist bei der Dosis von 2,5 Milligramm etwas niedriger im Vergleich zu Sumatriptan. Durch eine entsprechende Dosiserhöhung von Naratriptan auf 5 Milligramm lässt sich jedoch auch bei Patienten, die auf 2,5 Milligramm nicht ausreichend ansprechen, eine gute Wirksamkeit erzielen. Bei sehr langen Attacken über zwei bis drei Tage Dauer hat sich die Kombination von 5 Milligramm Naramig® und 500 Milligramm Naproxen oder Vioxx® 25 Milligramm bewährt.

Die Besonderheiten von Naratriptan

▸ Aufgrund der guten Verträglichkeit kann Naratriptan besonders solchen Patienten empfohlen werden, die erstmalig mit einem Triptan behandelt werden.

▸ Gleiches gilt für junge Patienten und für solche, die besonders empfindlich auf medikamentöse Therapieverfahren reagieren.

▸ Ebenfalls empfiehlt sich der Einsatz bei Patienten, bei denen die Attacken mittelschwer ausgeprägt sind und Übelkeit sowie Erbrechen nur geringgradig vorhanden sind.

▸ Aufgrund der niedrigen Wiederkehrkopfschmerzrate empfiehlt sich Naratriptan insbesondere auch bei Patienten, bei denen häufig Wiederkehrkopfschmerzen unter anderen Therapieverfahren auftreten.

▸ Die Nebenwirkungen sind deutlich geringer und seltener als bei anderen Triptanen. Nur gelegentlich treten leichte Müdigkeit, Missempfindungen im Bereich der Haut, ein Engegefühl im Bereich der Brust und im Bereich des Halses auf. Ein Schweregefühl in den Armen und Beinen sowie ein leichter Schwindel können ebenfalls vorhanden sein.

Zolmitriptan – der Umfassende

Auch die Entwicklung von Zolmitriptan war von dem Ziel geleitet, eine Substanz zur Verfügung zu haben, die eine noch bessere Wirksamkeit und eine noch höhere Zuverlässigkeit als frühere Substanzklassen aufweist. Der Wirkmechanismus von Zolmitriptan:

▶ Zolmitriptan führt zu einer Verengung erweiterter Gehirngefäße. Die Substanz bewirkt eine Blockierung der Freisetzung von Entzündungsstoffen aus den Nervenfaserendigungen.

▶ Zusätzlich wird dadurch eine Hemmung der übermäßigen Nervenaktivität erzielt.

▶ Schließlich werden auch im zentralen Nervensystem Nervenzentren in ihrer übermäßigen Aktivität während der Migräneattacke gehemmt. Dies gilt insbesondere für Nervenumschaltzentren im Hirnstamm, die für die zahlreichen Begleitsymptome verantwortlich sind.

In einer kontrollierten Studie bestätigte sich, dass 82 bis 85 Prozent der Patienten, die bisher eine ausreichende Linderung nicht erzielen konnten, durch Zolmitriptan eine deutliche Besserung erreichen können.

Die Besonderheiten von Zolmitriptan

▶ Auch im Langzeiteinsatz zeigt sich eine gleich bleibend gute Wirksamkeit.

▶ Bei einer milden Schmerzintensität können 78 Prozent der Attacken erfolgreich behandelt werden, bei mittelstarker Intensität 76 Prozent und bei sehr starker Schmerzintensität 67 Prozent. Auch schwere Migräneattacken können sehr erfolgreich behandelt werden, wenn gleich zu Beginn des Anfalls 5 Milligramm eingenommen werden.

▶ Neuere Studien geben auch Hinweise darauf, dass bei Verabreichung von Zolmitriptan während der Auraphase die spätere Kopfschmerzphase komplett verhindert sowie die Auraphase selbst positiv beeinflusst werden kann.

▶ Von besonderem Vorteil ist, dass Patienten, die auf die bisherige medikamentösen Therapien nicht erfolgreich ansprachen, nunmehr durch Zolmitriptan eine effektive Migränetherapie zur Verfügung haben.

Im Vergleich zu Sumatriptan ist Zolmitriptan in der Lage, die so genannte Blut-Hirn-Schranke deutlich besser zu überschreiten. Grund dafür ist, dass die Substanz eine wesentlich kleinere Molekülgröße aufweist und viel leichter in fetthaltiges Gewebe aufgenommen werden kann. Gleichzeitig ist die Substanz in der Lage, sehr schnell im Magen-Darm-Trakt aufgenommen zu werden. Wirksame Blutspiegel können bereits innerhalb einer Stunde erreicht werden. Ein weiterer Vorteil ist auch, dass diese Blutspiegel über sechs Stunden anhalten und damit auch bei längeren Kopfschmerzattacken eine dauerhafte Wirksamkeit entfalten.

> Durch Zolmitriptan werden nicht nur die Kopfschmerzsymptome reduziert, sondern auch Begleitstörungen wie Übelkeit, Erbrechen, Lärm- und Lichtempfindlichkeit positiv beeinflusst.

Auch als Lutschtablette oder Nasenspray verfügbar

Die mittlere Dosis in der Anwendung liegt bei 2,5 Milligramm. Zolmitriptan liegt derzeit als normale Tablette zum Schlucken zu 2,5 Milligramm und zu 5 Milligramm und als Schmelztablette zu 2,5 Milligramm vor. Die Schmelztablette löst sich sehr schnell auf der Zunge und führt neben der angenehmen Einnahme (Orangengeschmack) zu einer schnellen Substanzwirkung. Zusätzlich wurde im Herbst 2002 ein Nasenspray mit 5 Milligramm eingeführt. Der Einsatz ist vorteilhaft für Patienten, die unter starker Übelkeit oder Erbrechen leiden. In der Entwicklung ist derzeit auch eine Kautablette. In klinischen Studien zeigt sich, dass bei Einsatz von Zolmitriptan in einer Dosis von 5 Milligramm bei bis zu 80 Prozent der Patienten die Kopfschmerzen deutlich vermindert werden können, bei ca. 55 Prozent der Attacken die Kopfschmerzen vollständig abklingen.

Rizatriptan – der Schnelle

Rizatriptan wird schnell im Magen-Darm-Trakt aufgenommen, die Wirkungsspiegel sind innerhalb von einer Stunde bereits maximal aufgebaut. Die Substanz wirkt gefäßverengend im Bereich der Hirn-

BESONDERS GUT
VERTRÄGLICH

hautgefäße – ohne Herzkranzgefäße, Lungengefäße oder andere Blutgefäße nennenswert zu beeinflussen. So zeigt Rizatriptan beispielsweise eine deutlich geringere Wirkung an den Herzkranzgefäßen im Vergleich zu Sumatriptan. Die Wirksubstanz blockiert die neurogene Entzündung im Bereich der Hirnhautgefäße und kann Nervenzentren im zentralen Nervensystem in ihrer übermäßigen Aktivität reduzieren, welche die Schmerzimpulse während der Migräneattacke vermitteln.

Die Besonderheiten von Rizatriptan

▶ Rizatriptan wird sehr schnell im Magen-Darm-Trakt aufgenommen.

▶ Der maximale Wirkungsspiegel ist innerhalb einer Stunde erreicht. Daher wird bereits innerhalb von 30 Minuten eine deutliche Linderung der Kopfschmerzen erzielt.

▶ Bei bis zu 77 Prozent der Patienten bessert sich der Migränekopfschmerz innerhalb von zwei Stunden nach Einnahme von 10 Milligramm Rizatriptan.

▶ 44 Prozent der behandelten Patienten sind nach zwei Stunden bereits komplett schmerzfrei.

▶ Auch Übelkeit und Erbrechen werden durch Rizatriptan gut gebessert.

▶ Ein Wiederkehrkopfschmerz tritt bei etwa einem Drittel der Patienten auf. Im Vergleich zu der bisherigen Therapie geben mit Rizatriptan behandelte Patienten an, dass sie eine deutlich bessere Wirkung erzielen als mit der vorherigen Behandlung.

▶ Hinsichtlich möglicher Nebenwirkungen ergaben sich keine ernsten unerwünschten arzneimittelbedingten Wirkungen. EKG-Veränderungen sind nicht zu beobachten. Die Häufigkeit von Brustschmerzen bei der Behandlung mit Rizatriptan entspricht der bei Behandlung mit einem Plazebopräparat. Damit weist Rizatriptan ein außerordentlich günstiges Profil in Hinblick auf klinische Wirkung und Verträglichkeit auf.

»Schmerz, geh' weg und kehr nicht wieder!« – mindestens den ersten dieser inständigen Wünsche eines von einer schweren Migräneattacke Betroffenen erfüllt Rizatriptan, und dies noch dazu recht schnell: Innerhalb von zwei Stunden verspürt die große Mehrheit der Patienten eine deutliche Besserung.

> Almotriptan vereint viele Vorteile der Triptane: Es wirkt schnell, schonend, nachhaltig und äußerst zuverlässig, da es in besonders hohem Maße ins Blut aufgenommen wird.

Almotriptan – der Zuverlässige

Im Vergleich zur Pioniersubstanz Sumatriptan wirkt Almotriptan (Almogran) noch gezielter auf die Blutgefäße der Hirnhäute. Zudem ist die Aufnahme in das Blutgefäßsystem nach der Magenpassage mit 70 Prozent höher als bei allen anderen Triptanen. Dies führt zu einer besonders zuverlässigen Wirkung. Almotriptan wird in einer Tablette zu 12,5 Milligramm angeboten. 12,5 Milligramm Almotriptan sind ähnlich gut wirksam wie 100 Milligramm Sumatriptan.

Die Besonderheiten von Almotriptan

▶ Innerhalb von zwei Stunden nach der Einnahme von Almotriptan gaben 64 Prozent der Patienten eine Schmerzreduktion und 37 Prozent komplette Schmerzfreiheit an. Die Wirkung setzt aber schon nach 30 Minuten ein.

▶ Die Wirksamkeit von Almotriptan lässt im Langzeitverlauf nicht nach.

▶ Auch Wiederkehrkopfschmerzen sind bei Patienten, die Almotriptan einnahmen, mit 18 bis 27 Prozent weniger häufig als bei Riza- und Sumatriptanbehandlung (30 bis 40 Prozent).

▶ In klinischen Studien zeigte sich Almotriptan sehr gut verträglich. Unerwünschte Ereignisse sind unter 12,5 Milligramm Almotriptan nicht häufiger als bei Plazebos.

Eletriptan – der Vielseitige

Der Hintergrund der Entwicklung ist der Wunsch, eine Substanz mit folgenden Eigenschaften zur Verfügung zu haben:

▶ Besonders lang anhaltende Wirkung

▶ Zuverlässige Aufnahme

▶ Geringe Nebenwirkungsrate vor allem in Bezug auf das Herz-Kreislauf-System

WIRKT GEZIELT
AUF HIRNGEFÄSSE

In klinischen Studien zeigte sich, dass Eletriptan noch gezielter und stärker an den Serotoninrezeptoren wirken kann. Eletriptan wirkt ebenso wie Sumatriptan gefäßverengend im Bereich der Hirngefäße. Im Gegensatz zu Sumatriptan sind jedoch zu einer gefäßverengenden Wirkung im Bereich der Herzkranzgefäße höhere Dosen von Eletriptan erforderlich als von Sumatriptan. Dies weist darauf hin, dass Nebenwirkungen an den Herzkranzgefäßen durch Eletriptan weniger wahrscheinlich sind.

In den Gefäßabschnitten außerhalb des Gehirns, wie z. B. in den Arterien des Beins, zeigt Eletriptan überhaupt keine gefäßverengende Wirkung. Die Substanz blockiert im Bereich der Hirnhäute die neurogene Entzündung. Die Stärke der Blockierung ist mit der von Sumatriptan vergleichbar. Die Substanz kann fetthaltiges Gewebe besser erreichen als Sumatriptan und damit im Hirngewebe besser aufgenommen werden.

> Im Magen-Darm-Trakt wird Eletriptan etwa fünfmal schneller als Sumatriptan aufgenommen. Diese rasche Aufnahmemöglichkeit ist gerade bei Migräneattacken von Gewicht, da eine schnelle Wirksamkeit erzielt werden soll.

Die Besonderheiten von Eletriptan

▶ Bereits nach einer Stunde zeigt sich bei 41 Prozent der Patienten bei 80 Milligramm Eletriptan eine deutliche Wirkung.

▶ Neben der Schmerzreduktion werden auch die Begleitsymptome der Migräneattacke schnell gelindert.

▶ Die Fähigkeit zu arbeiten oder anderen Tätigkeiten nachzugehen, zeigt sich bei 75 Prozent der behandelten Patienten bereits zwei Stunden nach der Einnahme.

▶ Nebenwirkungen treten bei weniger als vier Prozent der behandelten Patienten auf.

▶ Studien zeigen, dass Eletriptan in einer Dosis von 80 Milligramm eine höhere Wirksamkeit als 100 Milligramm Sumatriptan aufweist.

Frovatriptan – der Langanhaltende

Frovatriptan (Allegro) kam als vorläufig jüngstes Triptan im Herbst 2002 als Filmtablette zu 2,5 Milligramm auf den Markt. Die empfohlene Einzeldosis liegt bei 2,5 Milligramm Frovatriptan. Falls die Migräne nach einer anfänglichen Besserung in Form von Wiederkehrkopfschmerzen erneut auftritt, kann eine zweite Dosis eingenommen werden, vorausgesetzt, es sind mindestens zwei Stunden nach Einnahme der ersten Dosis vergangen. Die Gesamttagesdosis sollte 5 Milligramm Frovatriptan nicht überschreiten.

Wirkt lange, aber nicht so rasch: Nach zwei Stunden zeigen 38 bzw. 37 Prozent der Patienten, die 2,5 bzw. 5 Milligramm Frovatriptan erhalten hatten, eine deutliche Besserung der Migränekopfschmerzen. Nach vier Stunden beträgt die Besserungsquote 68 bzw. 67 Prozent.

Die Besonderheiten von Frovatriptan

▸ Frovatriptan unterscheidet sich von den anderen Triptanen durch eine Bindung an weiteren Serotoninrezeptoren.

▸ Die Substanz bindet einerseits stark wie die anderen Triptane an 5HT1B/D-Rezeptoren, im Gegensatz zu Sumatriptan bindet Frovatriptan aber auch an 5HT7-Rezeptoren. Diese Rezeptoren befinden sich insbesondere an den Blutgefäßen des Herzes. Ihre Aktivierung bedingt eine Gefäßerweiterung, d. h., die Durchblutung wird nicht reduziert. So fanden sich in einer Studie selbst mit einer extremen 40fachen Überdosierung mit 100 Milligramm Frovatriptan keine bedeutsamen Nebenwirkungen im Bereich des Herz-Kreislauf-Systems bei Gesunden. Solche Nebenwirkungen könnten daher theoretisch auch bei Migränepatienten weniger wahrscheinlich auftreten.

▸ Frovatriptan wird langsam im Magen-Darm-Trakt aufgenommen und hat eine lang anhaltende Wirkung. Das Medikament eignet sich daher besonders für lang anhaltende Attacken über zwei bis drei Tage.

▸ Die Wahrscheinlichkeit für Wiederauftreten der Kopfschmerzen nach anfänglicher Wirksamkeit ist gering.

STRATEGIEN
IM AKUTFALL

Medikamente bei Migräneattacken

Strategie A – Mittel gegen Übelkeit und Schmerzen

Gegen Übelkeit und Erbrechen (Tropfen, Zäpfchen, Kaugummi)	Metoclopramid	Schmerzmittel (als Brauselösung)	Acetylsalicylsäure 1 g
			Paracetamol 1 g
	Domperidon		Ibuprofen 800 mg
			Diclofenac-Kalium 50 mg (Tablette)
	Dimenhydrinat		Phenazon 19

Strategie B – Triptane

Wirkstoff	Darreichungsform	Name	Auswahl bei
Sumatriptan 6 mg s. c.	Fertigspritze	Imigran	Erbrechen, soll sehr schnell wirken
Sumatriptan nasal 20 mg	Nasenspray		Erbrechen, soll schnell wirken
Sumatriptan nasal 10 mg	Nasenspray		Erbrechen, Verträglichkeit erwünscht
Sumatriptan Supp 25 mg	Zäpfchen		Erbrechen, Verträglichkeit erwünscht
Sumatriptan 100 mg	Tablette		Sehr schwere Anfälle
Sumatriptan 50 mg	Tablette		Schwere Anfälle
Zolmitriptan 2,5 mg	Tablette	Ascotop	Schwere Anfälle
Zolmitriptan 2,5 mg	Schmelztablette		Schwere Anfälle
Zolmitriptan 5 mg	Nasenspray		Erbrechen, schwere Anfälle
Zolmitriptan 5 mg	Schmelztablette		Sehr schwere Anfälle, soll schnell wirken
Naramig 2,5 mg	Tablette	Naramig	Lange Anfälle, Verträglichkeit erwünscht
Rizatriptan 10 mg	Tablette	Maxalt	Soll schnell wirken, sehr schwere Anfälle
Rizatriptan 10 mg	Schmelztablette		Soll schnell wirken, sehr schwere Anfälle
Almotriptan 12,5 mg	Tablette	Almogran	Soll schnell wirken, lange Anfälle
Eletriptan 40 mg	Tablette	Relpax	Soll schnell wirken, sehr schwere Anfälle
Eletriptan 20 mg	Tablette		Soll schnell wirken, lange Anfälle
Frovatriptan 2,5 mg	Tablette	Allegro	Lange Anfälle, Verträglichkeit erwünscht

Sonderfall Status migränosus

Dauert die Kopfschmerzphase einer Migräneattacke trotz Behandlung länger als 72 Stunden, wird diese als Status migränosus bezeichnet. Er tritt gewöhnlich erst bei einer längeren, mehrjährigen Migräneerkrankung in Verbindung mit andauerndem Medikamentenübergebrauch auf.

Bevor der Arzt konsultiert wird, hat der Patient dann mindestens drei Tage mit ausgeprägter Übelkeit, Erbrechen und sehr starker Kopfschmerzintensität durchlebt. Die medikamentöse Selbsthilfe, meist mit einer bunten Mischung verschiedenster Substanzen und Kombinationspräparaten, erbrachte keinen Erfolg.

Der so genannte Status migränosus ist ein trauriges Kapitel, weil er in den meisten Fällen unnötig ist. Hier finden Sie geschildert, was der Arzt dann tun kann, damit Sie – sollten Sie einmal betroffen sein – die Behandlung selbst einschätzen können.

So wird behandelt

Der Arzt sollte in solchen Fällen eine stationäre Behandlung erwägen. Dort sind folgende Schritte zu unternehmen:

▶ Der Patient bekommt sofort intravenös 1000 Milligramm Lysinacetylsalicylat in Kombination mit 10 Milligramm Metoclopramid.

▶ Anschließend wird eine mit Medikamenten bewirkte Ruhigstellung (Sedierung) eingeleitet. Hierzu kann Levomepromazin 3-mal 25 Milligramm oder Diazepam 3-mal 10 Milligramm über zwei Tage mit allmählicher Dosisreduzierung verabreicht werden.

▶ Als weiterer Schritt kann die zusätzliche Gabe von entzündungshemmenden Medikamenten die Besserung des Status migränosus beschleunigen. Dazu kann beispielsweise die Anwendung von Dexamethason (intravenös), zu Beginn 24 Milligramm mit nachfolgenden Einzeldosen von 6 Milligramm in sechsstündigem Abstand für drei bis vier Tage, erfolgen. In Einzelfällen gibt es auch noch alternative Therapiestrategien, die jedoch hier nicht näher ausgeführt werden können.

Damit's nicht wieder passiert

Nach Abklingen des Status migränosus ist eine ganz besonders tiefgehende Analyse der Migränegeschichte und der bisherigen Behandlung erforderlich. Gewöhnlich zeigen sich dabei eine nicht optimale Migräneprophylaxe und ein falscher Gebrauch von Medikamenten. Meist ist in solchen Fällen leider auch eine stationäre Medikamentenpause und zeitversetzt eine medikamentöse Prophylaxe der Kopfschmerzerkrankungen notwendig. Zudem muss der Patient eingehend beraten werden und in der Anwendung nichtmedikamentöser Therapieverfahren unterrichtet werden.

Typische Behandlungsfehler

Wenn Sie dieses Buch bis hierher gründlich gelesen haben, kommt Ihnen vielleicht der Gedanke, dass Sie seit langem mit diesem oder jenem Medikament behandelt werden – das Ihnen Ihr Arzt wärmstens empfohlen hat – und doch immer noch unter schweren Migräneattacken leiden. Es gibt eine Vielzahl von Pannen, die in der Therapie von Kopfschmerzen auftreten können – sowohl vonseiten des Arztes als auch durch den Patienten. Sie finden im Folgenden eine Liste von möglichen Fehlerquellen. Bitte betrachten Sie diese ehrlich und vorurteilsfrei. Halten Sie sich immer vor Augen: Eine Migräne, die sich überhaupt nicht bessern lässt, gibt es so gut wie nicht.

Die häufigsten Fehlerquellen

Fehl- oder unzureichende Information

► Es handelt sich um eine andere Form von Kopfschmerzen. Das kann in einer mangelnden Analyse begründet sein, aber auch an Fehlinformationen, die Sie Ihrem Arzt gegeben haben.

Wenn Sie feststellen, dass Sie selbst Fehler gemacht haben, sollten Sie dies mit Ihrem Arzt besprechen. Wenn Sie bemerken, dass die Schwierigkeiten bei Ihrem Arzt liegen, sollten Sie dies mit ihm besprechen oder sich einen anderen, in der speziellen Schmerztherapie erfahrenen Arzt empfehlen lassen.

▸ Der Patient ist mangelhaft über mögliche Auslöser aufgeklärt, oder er hat zu wenig Informationen aus seiner Selbstbeobachtung beigetragen (Migränetagebuch).

Fehlverhalten des Patienten

▸ Unrealistische Ziele wurden nicht korrigiert: Ein »Wundermedikament« oder »Wundermethoden«, die alle Migräneprobleme lösen, sind bisher leider nicht bekannt. Das passive Hinlegen zur Akupunktur allein funktioniert nicht. Das »Es hat nichts gebracht« deutet auf ein fehlerhaftes Migränekonzept hin: Nicht »Es« kann etwas bringen, der Patient selbst muss umfassend zur Besserung beitragen.

▸ Nicht ausgeschöpfte Möglichkeiten der Migräneprophylaxe: Die Migräneprophylaxe dient der Reduktion von Medikamenten zur Attackenvermeidung. Werden diese Möglichkeiten nicht ausgeschöpft, wird die Gefahr eines medikamenteninduzierten Dauerkopfschmerzes und anderer Nebenwirkungen erhöht.

▸ Mangelnde Reizabschirmung: Patienten sollten sich in eine reizabgeschirmte Situation (dunkler, lärmgeschützter Raum) bringen, und sie sollten sich entspannen statt weiterzuarbeiten. Bei Nichtbeachtung ist ein erhöhter Medikamentenbedarf die Folge. Zusätzlich kann sich der Wirkeffekt der Medikamente nicht voll entfalten.

> Der Patient muss selbst Verantwortung für seine Erkrankung übernehmen und die Behandlung nicht allein dem Arzt überlassen. Dazu gehört auch, den Alltag bewusst so zu gestalten, dass die Auftretenswahrscheinlichkeit der Migräne möglichst reduziert wird.

Fehler in der Medikation

▸ Zu späte Einnahme der Medikamente

▸ Keine weitere Therapie bei Wiederkehrkopfschmerzen: Je wirksamer ein Medikament in der Migränekupierung ist, umso größer ist die Wahrscheinlichkeit für die Entstehung eines Wiederkehrkopfschmerzes. Bei den Triptanen beträgt diese Wahrscheinlichkeit ca. 30 Prozent. Die Patienten müssen hierauf hingewiesen werden und Verhaltensmaßnahmen dafür genannt bekommen.

TYPISCHE EINNAHMEFEHLER

▸ Falsche Darreichungsform: Die Gabe von Acetylsalicylsäure in Tablettenform z. B. führt zu einer unsicheren Resorption, insbesondere wenn die Tabletten nicht mit ausreichend Flüssigkeit (mindestens 250 Milliliter) eingenommen werden. Deshalb ist die Anwendung als Brauselösung unbedingt vorzuziehen. Ist die Migräne von Erbrechen begleitet, können über den Magen verabreichte Substanzen nur unzureichend aufgenommen werden.

▸ Gabe von Kombinationspräparaten oder Einnahme von mehreren Medikamenten: Die kombinierte Einnahme von verschiedenen Substanzen potenziert die Gefahr eines medikamenteninduzierten Dauerkopfschmerzes.

▸ Nichtaufklärung über den Einnahmemodus: Die Patienten müssen auf die Gabe von Metoclopramid am Anfang und die eine Viertelstunde später zu erfolgende Einnahme von Schmerzmitteln hingewiesen werden.

▸ Einnahme von Sumatriptan via Glaxopen während der Auraphase: Dadurch kann die entstehende Kopfschmerzphase der Migräne-attacke nicht verhindert werden.

▸ Nicht wirksame Medikamente: Immer noch werden bei der Migräne nicht ausreichend wirksame Substanzen angewandt.

Fehler bei der Medikamentendosierung

▸ Unterdosierung: Die Einnahme von 500 Milligramm Paracetamol oder 500 Milligramm Acetylsalicylsäure reichen zur Beendigung von Migräneattacken in der Regel nicht aus.

▸ Akute Überdosierung: Die übermäßige Einnahme von Medikamenten kann selbst zu Erbrechen und Übelkeit führen.

▸ Chronische Überdosierung: Die Daueranwendung von Medikamenten zur Migränevermeidung kann zum medikamenteninduzierten Dauerkopfschmerz führen.

Es werden immer noch von mit dem Phänomen Migräne weniger erfahrenen Ärzten auch für diese Krankheit unwirksame Medikamente verschrieben. Dies gilt insbesondere für die Gabe von Opioiden und anderen psychotropen Substanzen.

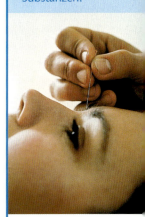

In Studien zur Akupunktur traten nach anfänglichen Erfolgen bald wieder Migräneattacken in unverminderter Häufigkeit und Schwere auf.

Vorbeugen mit Medikamenten

Mit der Einführung der Triptane zur Attackentherapie hat sich der Stellenwert der medikamentösen Migräneprophylaxe verändert. Die große Bedeutung der vorbeugenden medikamentösen Therapie beruhte in der Vergangenheit auf der Tatsache, dass wirksame und gut verträgliche Substanzen zur Attackenbehandlung nicht ausreichend vorhanden waren. Primäres Ziel der Prophylaktika war es daher, die Zahl der Migräneattacken zu reduzieren. Die weiterhin auftretenden Migräneattacken mussten mangels effektiver oder verträglicher Akuttherapie dann jedoch meist durchlitten werden.

Damit sahen sich die Betroffenen vor die Alternative gestellt, zwischen häufigen und unter Umständen schlecht behandelbaren Migräneattacken ohne medikamentöse Prophylaxe oder möglicherweise selteneren Migräneattacken mit medikamentöser Prophylaxe zu wählen. Die Entscheidung fiel in der Regel zugunsten der medikamentösen Prophylaxe aus. Als geringeres Übel mussten die Patienten dann die Nebenwirkungen hinnehmen – sofern nur die gewünschte Wirkung zu erreichen war.

Dauermedikation schreckt viele ab

Heute haben sich die Bedürfnisse der Patienten grundlegend verändert. Steht einem Migränepatienten eine verträgliche und effektive Akutmedikation zur Verfügung, wird er einer vorbeugenden Behandlung – die mit einer relativ hohen Wahrscheinlichkeit mit Nebenwirkungen einhergeht und deren Wirkung auch noch unsicher ist – eher ablehnend gegenüberstehen. Dies gilt insbesondere, wenn man sich das übliche Wirksamkeitskriterium für die medikamentöse Vorbeugung vor Augen hält, das lediglich eine 50-prozentige Abnahme der Attackenzahl fordert.

Viele der heute noch empfohlenen Substanzen zur Prophylaxe der Migräne stammen aus der Zeit vor der Entwicklung der Triptane. Dazu zählen u. a. Methysergid (Nebenwirkungen: Bindegewebsverwachsungen) oder Flunarizin (Nebenwirkungen: Depressionen, deutliche Gewichtszunahme, Zittern). Das Ziel einer Verbesserung der Lebensqualität war letztlich häufig nur bedingt zu erreichen.

Prophylaxe kann dennoch sinnvoll sein

Trotz der heute hocheffektiven medikamentösen Attackentherapie gibt es eine Reihe von Gründen für die medikamentöse Vorbeugung. Zum einen gibt es auch weiterhin Patienten, die vom Fortschritt der Triptane nicht profitieren können, weil bei ihnen entweder Gegenanzeigen für die Einnahme vorliegen (z. B. eine koronare Herzkrankheit) oder sie zu der Minderheit von Patienten gehören, bei denen Triptane nicht wirksam oder nicht verträglich sind. Zum anderen – und dies ist ein entscheidendes Argument für die Migräneprophylaxe – besteht auch bei Einsatz von Triptanen das Risiko der Entstehung von medikamenteninduzierten Kopfschmerzen.

Risiken der Akutmedikamente

Als wichtigste Grundregel in der Migräneakuttherapie gilt, dass die Einnahme von Kopfschmerzakutmedikation (Triptane wie Schmerzmittel) maximal an zehn Tagen pro Monat erfolgen sollte. Mit anderen Worten: An 20 Tagen pro Monat sollte keine Migräneakutmedikation verwendet werden.

Bestehen Migränebeschwerden an einem 11., 12. oder 13. Tag im Monat, muss der Patient diese Beschwerden ohne Akutmedikation durchstehen, will er nicht das Risiko der Entstehung von medikamenteninduzierten Kopfschmerzen eingehen. Folglich liegt das primäre Ziel der medikamentösen Migräneprophylaxe heute in der Reduktion der Tage, an denen Migränebeschwerden auftreten, und damit die Einnahmehäufigkeit von Akutmedikamenten zu senken. Denn das übergeordnete Ziel muss es sein, die Entstehung von medikamenteninduzierten Kopfschmerzen zu verhindern. Damit ist für die Entscheidung zur Migräneprophylaxe weniger die Häufigkeit der Migräneattacken bedeutsam als vielmehr die Zahl von Migränetagen im Monat. Weitere Gründe sind umseitig im Kasten aufgelistet.

> Eine Reduktion der Einnahmehäufigkeit eines wirksamen Triptans von sechs Tagen auf drei Tage im Monat bei einer Verschlechterung des Allgemeinbefindens an den übrigen 27 Tagen im Monat sehen Patientinnen und Patienten erfahrungsgemäß und verständlicherweise nicht als erstrebenswerten Erfolg an.

Einsatz und Ziele vorbeugender Mittel

Primärer Einsatz

▸ Mindestens sieben Migränetage im Monat

Ziel Reduktion der Migränetage im Monat um 50 Prozent

Sekundärer Einsatz

▸ Regelmäßiges Auftreten eines Status migränosus

Ziel Verkürzung der Einzelattacken auf unter 72 Stunden

▸ Unzureichende Behandlungsmöglichkeiten für die akute Migräneattacke

Ziel Abschwächung der einzelnen Attacke, damit sie einer Akuttherapie zugänglich wird

▸ Regelmäßiges Auftreten von subjektiv sehr belastenden Auren (Basilarismigräne, prolongierte Auren, familiäre hemiplegische Migräne)

Ziel Reduktion der Migräneattackenzahl und damit auch der Auren

▸ Einmaliger migränöser Hirninfarkt

Ziel Sekundärprophylaxe eines migränösen Hirninfarkts

> Eine medikamentöse Migräneprophylaxe ist notwendigerweise eine Dauertherapie. Aus Sicht des Migränepatienten ist eine solche nur akzeptabel bei guter Wirksamkeit, Verträglichkeit sowie Unbedenklichkeit.

Der Effekt braucht etwas Zeit

Neben der Auswahl der Substanz hängt die Effektivität einer medikamentösen Migräneprophylaxe ganz entscheidend von der eingesetzten Dosis ab.

Häufigster Grund für das Scheitern einer Prophylaxe ist eine zu geringe Dosierung. Die Migräneprophylaktika wirken keinesfalls sofort: Meist verstreichen zwei bis acht Wochen, bis es zu einer merklichen Abnahme der Migränehäufigkeit kommt. Die Beurteilung der Effektivität einer Substanz sollte daher erst nach acht bis zwölf Wochen erfolgen.

Es gibt praktisch keine Untersuchungen darüber, wie lange eine Migräneprophylaxe fortgeführt werden sollte. Eine kurze Einnahme über wenige Wochen führt jedoch in der Regel zu keiner anhaltenden Wirkung. Empfohlen werden Zeiträume von sechs bis neun Monaten. Die Migräneprophylaxe führt meist nicht zu einer kompletten Migränefreiheit – lediglich die Pausen zwischen den Attacken werden länger. Hierüber muss der Patient aufgeklärt sein, damit er nicht bei Auftreten der nächsten Migräneattacke nach Beginn einer Prophylaxe diese aufgrund mangelnder Wirksamkeit abbricht.

Langsam die Dosis steigern

Während bei einigen Migräneprophylaktika die Zieldosis sofort eingesetzt werden kann, ist bei den meisten Substanzen eine langsame Erhöhung der Dosis erforderlich, um die Nebenwirkungen zu minimieren. Die Geschwindigkeit der Aufdosierung sollte dabei individuell angepasst erfolgen.

Für Betarezeptorenblocker, trizyklische Antidepressiva oder auch Valproinsäure sollten mehrere Wochen für die Aufdosierung vorgesehen werden. Bei einigen Medikamenten ist die Migränevorbeugung im Beipackzettel nicht aufgeführt; trotzdem kann deren Wirksamkeit durch aktuelle Studien bekannt sein.

Nebenwirkungen sind möglich

In der Migräneprophylaxe kommen auch Substanzen zum Einsatz, die trotz Einhaltens aller Anwendungsvorschriften potenziell bleibende Gesundheitsschäden hervorrufen können. Da es sich bei der Migräne um eine Erkrankung handelt, die mit Ausnahme des seltenen migränösen Infarkts selbst zu keiner Organschädigung führt, ist eine solche Komplikation durch eine medikamentöse Behandlung letztlich nicht akzeptabel. Substanzen, deren Dauereinnahme zur Entstehung

> Die medikamentöse Migräneprophylaxe hat tatsächlich auch nur bei Migräne Erfolgsaussichten. Insbesondere medikamenteninduzierte Kopfschmerzen bleiben praktisch unbeeinflusst. Hier ist die Medikamentenpause (drug holiday) Therapie der ersten Wahl. Abgesehen von wenigen Ausnahmen sind die eingesetzten Substanzen auch bei chronischem Kopfschmerz vom Spannungstyp oder Clusterkopfschmerz ineffektiv.

WIRKSAME MITTEL
RICHTIG ANWENDEN

von medikamenteninduzierten Dauerkopfschmerzen führen kann, sind grundsätzlich nicht für eine Migräneprophylaxe geeignet. Hierzu zählen Schmerzmittel ebenso wie Ergotalkaloide – auch wenn bei deren Einsatz vorübergehend die Migränehäufigkeit zunächst abnehmen kann. Bei diesen Substanzklassen besteht zusätzlich noch das Risiko der Entstehung einer Nierenschädigung bzw. eines Ergotismus (Mutterkornvergiftung).

> Methysergid kann zu irreversiblen Bindegewebsverwachsungen führen; Valproinsäure kann eine schwere Leberschädigung verursachen. Der Einsatz dieser Substanzen muss daher trotz guter Wirksamkeit wohl überlegt sein und sollte als letzte Möglichkeit angesehen werden.

Erprobung der Wirksamkeit

Die Therapieempfehlungen für die Behandlung der akuten Migräneattacke unterscheiden sich international nur wenig. Kontrollierte Studien zur Überprüfung der Wirksamkeit und Verträglichkeit von Akuttherapeutika sind verhältnismäßig einfach durchzuführen, und die Ergebnisse sind problemlos von Land zu Land übertragbar.

Bei der medikamentösen Vorbeugung ist die Sachlage weniger eindeutig. Bisher steht keine Substanz zur Verfügung, die zuverlässig das Auftreten von Migräneattacken verhindern kann. Die Wirksamkeitsparameter tragen dieser Tatsache Rechnung. Der gebräuchlichste Parameter ist daher nicht – wie nahe liegend – das Erreichen von Attackenfreiheit, sondern lediglich eine Attackenreduktion um 50 Prozent. Auch dieser Zielwert wird bei den effektivsten Substanzen im optimalen Fall bei nur ca. 60 Prozent der Patienten erreicht.

Probleme der Wirksamkeitsstudien

Kontrollierte Studien in der Migräneprophylaxe sind notwendigerweise komplex, und es ist schwer, zu relevanten Ergebnissen zu kommen. Hier einige Gründe dafür:

▸ Es sind zum einen zwangsläufig Langzeitstudien. Sie sind sowohl für den Patienten, der kontinuierlich Tagebuch führen muss, als auch für den Untersucher aufwändig.

▶ Durch den wissenschaftlich unumgänglichen Einsatz von Plazebos zu Vergleichszwecken müssen Patienten oft monatelang ein wirkungsloses Präparat einnehmen, ohne auf ein wirksameres Mittel zur Vorbeugung umsteigen zu können – wozu nur wenige bereit sind.
▶ Die Studienteilnehmer sind oft Patienten mit überdurchschnittlich häufigen, schweren und langen Attacken – Problemfälle, die die Ergebnisse der Studie ins Negative verzerren können.
▶ Im Gegensatz dazu werden voraussichtlich gut verträgliche, potenziell jedoch eher weniger wirksame Medikamente (insbesondere auch pflanzliche Präparate) häufig außerhalb der spezialisierten Zentren an Patienten getestet, die in geringerem Maße von Migräne betroffen sind, was Häufigkeit und Intensität der Attacken angeht. Hier fallen die Studienergebnisse dann relativ gesehen zu gut aus.

> Aufgrund der relativ geringen und meist eher schlechten Wirksamkeit bei der Untersuchung von migränevorbeugenden Mitteln sind Studienabbrüche häufig und ausreichende Fallzahlen schwer zu erreichen.

Empfehlungen zur medikamentösen Vorbeugung

In umseitiger Liste sind exemplarisch die Therapieempfehlungen der Deutschen Migräne- und Kopfschmerzgesellschaft aus dem Jahre 2000 und des Quality Standards Subcommittee der American Academy of Neurology aus dem Jahre 2000 (in Auszügen) aufgeführt.

Die individuelle Auswahl

Die individuelle Auswahl eines Medikaments zur Migräneprophylaxe sollte nicht nach einem vorgegebenen Schema vorgenommen werden. Vielmehr sollte sich die Auswahl an den individuellen Bedürfnissen der Patienten orientieren. Was für den einen gut ist, muss für den anderen noch lange nicht passend sein. Die Liste auf Seite 139 zeigt individuelle Besonderheiten der Migräneerkankung und die damit zusammenhängende gezielte Auswahl von Wirkstoffen zur Vorbeugung.

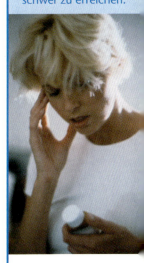

Die Lektüre möglicher Nebenwirkungen eines Medikaments schreckt häufig davon ab, solche Risiken zur Migränevorbeugung in Kauf zu nehmen.

WIRKSAME MITTEL
RICHTIG ANWENDEN

Das Vorgehen bei der Migräne-vorbeugung ist von Land zu Land verschieden.

Medikamente zur Vorbeugung

Substanzen der 1. Wahl

Deutsche Migräne- und Kopfschmerzgesellschaft:
- Metoprolol
- Propanolol
- Flunarizin

Quality Standards Subcommittee der American Academy of Neurology:
- Amitriptylin
- Valproinsäure
- Propanolol
- Timolol
- Fluoxetin (Racemat)
- Gabapentin

Substanzen der 2. Wahl

Deutsche Migräne- und Kopfschmerzgesellschaft:
- Valproinsäure
- Naproxen
- Acetylsalicylsäure
- Lisurid
- Pizotifen
- Dihydroergotamin
- Magnesium
- Cyclandelat

Quality Standards Subcommittee der American Academy of Neurology:
- Atenolol
- Metoprolol
- Nadolol
- Acetylsalicylsäure
- Naproxen + andere NSAR
- Magnesium
- Vitamin B2
- Nimodipine/Verapamil
- Doxepin/Imipramin/Nortriptylin
- Paroxetin/Sertralin/Venlafaxin/ Fluvoxamin
- Ibuprofen
- Diltiazem
- Tiagabin
- Topiramat
- Tanacetum parthenium

Substanzen der 3. Wahl

Deutsche Migräne- und Kopfschmerzgesellschaft:
- Keine

Quality Standards Subcommittee der American Academy of Neurology:
- Methysergid

Medikamentenauswahl nach Begleitmerkmalen

Begleitmerkmale	Bevorzugte Auswahl
Migräne + Bluthochdruck	Betablocker
Migräne + Herzgefäßerkrankung	Kalzium-Antagonisten
Migräne + Stress	Betablocker, Antidepressiva
Migräne + Depression	Antidepressiva
Migräne + Schlaflosigkeit	Antidepressiva
Migräne + Untergewicht	Antidepressiva, Pizotifen
Migräne + Übergewicht	Topiramat, Lisinopril
Migräne + Epilepsie	Valproinsäure
Migräne + Manie	Valproinsäure
Migräne + Überempfindlichkeit für Nebenwirkungen	Pestwurz
Migräne + Schlaganfall	Acetylsalicylsäure
Migräne + Wadenkrämpfe	Magnesium
Migräne + craniocervikale Dystonie	Botulinum-Toxin

Nicht ausgewählt werden sollten die aufgeführten Medikamente bei folgenden Begleitmerkmalen

Begleitmerkmale	Nicht auswählen
Migräne + Epilepsie	Antidepressiva
Migräne + Depression	Betablocker
Migräne + hohes Alter/ Herzerkrankungen	Antidepressiva
Migräne + Übergewicht	Antidepressiva, Pizotifen
Migräne + Asthma	Betablocker, Topiramat
Migräne + hohe sportliche Aktivität	Betablocker
Migräne + hohe Konzentration und Denkleistung	Antidepressiva, Betablocker
Migräne + Leberstörung	Valproinsäure

Diese Liste von Medikamenten, die zur Vorbeugung empfehlenswert sind, orientiert sich entweder an der individuellen Symptomkonstellation oder an den bestehenden Begleiterkrankungen.

**WIRKSAME MITTEL
RICHTIG ANWENDEN**

Der Einsatz als Heilmittel gegen die grassierende Pest im Mittelalter gab der Pestwurz ihren Namen. In neueren Studien erwiesen sich Extrakte der in ganz Europa in feuchten Wäldern und nassen Wiesen verbreiteten Pflanze als wirksames migränevorbeugendes Mittel.

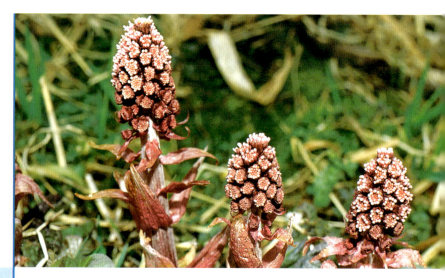

Viele der heute etablierten konventionellen Therapieverfahren waren einmal unkonventionell. Der Saft der Saalweide, in dem der Wirkstoff von Aspirin enthalten ist, ist dafür ein gutes Beispiel.

Neuere Entwicklungen

Der Bedarf nach wirksamen und doch gut verträglichen Substanzen zur medikamentösen Migräneprophylaxe ist nach wie vor groß. Pflanzliche Wirkstoffe sind dabei für Patienten naturgemäß besonders attraktiv. Doch müssen sich auch diese Substanzen einem Wirkungs- und Verträglichkeitsnachweis in kontrollierten Studien unterziehen.

Pflanzliche Präparate

Mutterkraut, Tanacetum parthenium, englisch: Feverfew, und Petasites spissum, die Pestwurz, sind pflanzliche Migräneprophylaktika. Für Mutterkraut konnte eine Wirkung in mehreren Studien nicht belegt werden. Dagegen konnte nach früheren kleineren Studien auch in einer aktuellen großen internationalen Studie die Wirksamkeit eines Spezialextrakts von Pestwurz (Petadolex) in der Migräneprophylaxe bei insgesamt 202 Patienten bestätigt werden.

Vitamin B2 in hoher Dosierung

Hochdosiertes Vitamin B2 zeigte sich 1998 in einer kontrollierten Studie Plazebos deutlich überlegen. Die Ergebnisse wurden bislang nicht bestätigt. Die eingesetzte Dosis des Vitamins B2 lag mit 400 Milligramm pro Tag dabei um ein Vielfaches über dem Wirkstoffgehalt der in Deutschland erhältlichen Präparate, die meist 10 Milligramm Wirkstoff pro Tablette enthalten.

Blutdruckmedikament war hilfreich

Eine aktuelle kontrollierte Studie wurde 2001 zum Einsatz des Blutdruckmedikaments Lisinopril bei Migräne durchgeführt. Bei einer Dosierung von 20 Milligramm kam es im Vergleich zu Plazebos zu einer bedeutsamen Abnahme der Kopfschmerzstundenzahl, der Tage mit Migräne und der Kopfschmerzintensität. Zahlreiche von Betarezeptorenblockern bekannte Nebenwirkungen wie sexuelle Funktionsstörungen treten bei Lisinopril nicht auf. Auch Asthma bronchiale zusätzlich zu Erregungsleitungsstörungen des Herzes sind hier keine Anwendungsbeschränkungen.

Mit Langzeitwirkung – Botulinum Toxin A

In den vergangenen Jahren wurden mehrere kontrollierte Studien zur prophylaktischen Wirksamkeit von Botulinum Toxin A bei Migräne veröffentlicht. Die Autorengruppe um den amerikanischen Neurologen Silberstein konnte eine bedeutsame Abnahme der Häufigkeit von Migräneattacken, eine Abnahme der durchschnittlichen Schmerzintensität, eine Abnahme der Tage mit Erbrechen sowie eine Abnahme der Tage mit Akutmedikation nachweisen.

Weitere Untersuchungen kamen zu ähnlichen Ergebnissen. Signifikante Nebenwirkungen wurden nicht beschrieben, und die Wirkung hielt nach einmaliger Injektion über drei Monate an.

Als Nebenwirkungen von Lisinopril wurden die substanzklassentypischen Erscheinungen beschrieben (Husten, Schwindel), die jedoch nur bei sehr wenigen Patienten zum Abbruch der Studie führten.

Zur Wirksamkeit von Botulinum Toxin A bei Migräne werden derzeit weltweit große multizentrische Studien durchgeführt. Zusätzlich liegen bereits zahlreiche kleinere Studien vor, die eine Wirksamkeit nachweisen.

Zur Vorbeugung von zweifelhaftem Nutzen

- ▶ Bromocriptin (angewendet z. B. zum Abstillen)
- ▶ Carbamazepin (z. B. gegen Epilepsie)
- ▶ Cimeditin (z. B. gegen Magengeschwüre)
- ▶ Clonidin (gegen erhöhten Augeninnendruck)
- ▶ Diphenylhydandoin (z. B. gegen Epilepsie)
- ▶ Diuretika (entwässernde Medikamente, diverse Anwendungsgebiete)
- ▶ Gestagene (z. B. bei Zyklusstörungen)
- ▶ Hypotonika (Medikamente zur Erhöhung des Blutdrucks)
- ▶ Indomethacin (z. B. entzündliche Rheumaerkrankungen)
- ▶ Lithium (psychische Erkrankungen)
- ▶ Neuroleptika (z. B. gegen Depressionen)
- ▶ Nifedipin und Nimodipin (bei Herzbeschwerden)
- ▶ Nootropica (Substanzen zur Verbesserung der Hirndurchblutung)
- ▶ Proxibarbal (z. B. bei Schlafstörungen)
- ▶ Reserpin (z. B. gegen Bluthochdruck)

Die Verträglichkeit des Naratriptans entsprach in Untersuchungen einem Plazebo. Es muss aber die Gefahr der Entstehung von medikamenteninduzierten Kopfschmerzen bei zu häufiger Einnahme berücksichtigt werden.

Naratriptan gegen menstruelle Migräne

In einer plazebokontrollierten Studie wurde 2001 die prophylaktische Wirkung von Naratriptan 2-mal 1 Milligramm bzw. 2-mal 2,5 Milligramm zur Kurzzeitprophylaxe der menstruellen Migräneattacke untersucht. Die Einnahme erfolgte während vier Menstruationszyklen jeweils über fünf Tage, beginnend zwei Tage vor dem erwarteten Einsetzen der Menstruation. Die Behandlungsgruppe, die 2-mal 1 Milligramm Naratriptan erhielt, wies signifikant weniger menstruelle Migränetage und -attacken auf, während sich Dauer und Intensität der dennoch auftretenden Migräneattacken nicht von den anderen Behandlungsgruppen unterschieden.

DIE »ALTERNATIVEN«
METHODEN

Unkonventionelle Verfahren

Bevor Therapieverfahren in der Wissenschaft guten Gewissens empfohlen werden können, müssen die Methoden ihre Wirksamkeit und ihre Verträglichkeit in strengen Prüfungen unter Beweis stellen. Dafür gibt es mehrere Gründe:

▶ Patienten haben von unwirksamen Methoden keinen Nutzen.

▶ Sie können unter eventuellen Nebenwirkungen leiden und Schaden nehmen.

▶ Die Versichertengemeinschaft muss für nutzlose Therapieverfahren zahlen.

Unkonventionelle medizinische Richtungen beinhalten diagnostische und therapeutische Methoden, deren Wirksamkeit und Verträglichkeit noch nicht mit der erforderlichen Sorgfalt und Qualität untersucht worden sind. Dies bedeutet nicht zwangsläufig, dass sie unwirksam sein müssen. Allerdings kann man den Therapieeffekt von unkonventionellen Verfahren nicht kalkulieren, weil angemessene wissenschaftliche Studien fehlen. Zweifelsfrei wäre für die unkonventionellen Methoden überhaupt kein Platz, wenn die konventionellen Verfahren ausreichend für alle Menschen wirksam wären. Man sollte sich dem Thema also relativ vorurteilsfrei stellen.

Methoden von A bis Z
Akupunktur

Die Akupunktur ist ein etwa 4000 Jahre altes chinesisches Verfahren, das bei allen möglichen Krankheiten und Beschwerden wirksam sein soll. Doch »die Akupunktur« an sich gibt es nicht. Es kommen vielmehr eine ganze Reihe unterschiedlicher Verfahren zum Einsatz: Körperakupunktur, Ohrakupunktur, Auriculotherapie, Moxibustion,

Viele Substanzen werden immer wieder in den Medien oder in der Fachliteratur hinsichtlich ihrer vorbeugenden Effektivität in der Migränetherapie diskutiert. Für eine Reihe dieser Substanzen liegen Berichte vor, die eine Wirkung wenig wahrscheinlich machen.

WIRKSAME MITTEL
RICHTIG ANWENDEN

Akupunkturinjektionen, Nadelakupunktur mit elektrischer Stimulation, Elektroakupunktur, Laserakupunktur usw. Bei der klassischen chinesischen Akupunktur werden in bestimmte Hautpunkte Nadeln aus Stahl, Gold oder Silber eingestochen. Die Punkte werden auf bestimmten Linien lokalisiert, die den gesamten Körper überziehen und von den Chinesen Jing luo genannt werden, übersetzt etwa »netzartig verbindende Gefäßnervensysteme«.

Westliche Ärzte nennen diese Linien in Anlehnung an das Längen- und Breitengradsystem der Erde Meridiane. Nach der traditionellen Lehre soll in diesen Linien die Lebensenergie (Qi) fließen. Durch das Einstechen der Akupunkturnadeln soll der gestörte Energiefluss reguliert und normalisiert werden.

Heute versucht man, die Wirkung der Akupunktur mit modernen Konzepten zur Schmerzwahrnehmung zu erklären. So wird vermutet, dass durch das Einstechen der Akupunkturnadeln körpereigene Schmerzabwehrsysteme stimuliert werden.

Die Wirkung gegen Migräne ist unsicher

Studien zur Bewertung der Akupunktur sind durch große methodische Probleme belastet. Und leider ist das Ergebnis dieser Studien sehr widersprüchlich. Ein bedeutsamer Therapieeffekt kann in diesen Studien nicht nachgewiesen werden.

Sicher ist jedoch, dass die Migränehäufigkeit oft in der ersten Zeit einer Akupunkturbehandlung abnimmt. Hierin unterscheidet sich die Akupunktur jedoch nicht von einer Behandlung mit einem wirkstofffreien Plazebo. Berücksichtigt man diese Studienergebnisse, muss man leider feststellen, dass nach derzeitigem Wissen die verschiedenen Akupunkturbehandlungen allenfalls kurzfristige und mäßige Therapieeffekte zeigen.

Da Akupunktur eine einfache, von sich aus billige und nebenwirkungsarme Methode ist, sollte sie möglichst bald von allen Mythen und Ideologien befreit werden. Eine vorurteilsfreie Bewertung der Verfahren in wissenschaftlichen Untersuchungen könnte dann den wahren Stellenwert nachvollziehbar machen.

VON ZWEIFELHAFTER
WIRKSAMKEIT

Akupressur

Bei dieser Methode drücken oder massieren die Patienten selbst mit Daumen oder Zeigefinger bestimmte Punkte am Körper, die mit dem Meridiansystem der Akupunktur in Verbindung stehen. Zudem müssen Entspannung und Ruhe eingehalten werden.

Wissenschaftliche, kontrollierte Studien zur Wirksamkeit der Akupressur bei Migräne gibt es nicht, so dass wir auch hier nicht von einer Wirkung ausgehen können.

Chiropraktik

Chiropraktische Methoden versuchen u. a. die Stellung der Wirbelgelenke in der Halswirbelsäule gegeneinander zu korrigieren. Obwohl es sehr viele Untersuchungen zur Wirksamkeit von chiropraktischen Methoden in der Behandlung von Kopfschmerzerkrankungen gibt, werden diese fast ausnahmslos wegen erheblicher methodischer Mängel nicht anerkannt.

In einer methodisch gut kontrollierten Studie fand sich kein Unterschied zwischen einer chiropraktischen Behandlung, leichten Halswirbelsäulen-Bewegungsübungen und einer Massagebehandlung. In seltenen Fällen kann zudem durch chiropraktische Manipulation ein Schlaganfall ausgelöst werden. Es scheint also kein Grund zu bestehen, dieses Risiko bei mangelnder Wirksamkeit einzugehen.

Diäten

Eine naturgemäße, ausgeglichene Ernährung ist zweifelsfrei gesünder als denaturierte Industrienahrung und eine einseitige Ernährung. Die Abstinenz von Genussgiften ist ebenfalls ein wichtiger Aspekt einer gesunden Lebensweise. Es wurden spezielle Diätprogramme entwickelt, wie z. B. die Evers-Diät, F. X. Mayr-Diät und andere Verfahren. Sieht man von der Vermeidung von speziellen Auslösefakto-

Seien Sie vorsichtig mit alternativen Methoden, die sich wie neue »Heilslehren« geben. Allerdings kann Ihnen durchaus auch eine Methode Erleichterung verschaffen, ohne dass nach streng wissenschaftlichen Kriterien eine Wirkung gegen Migräne nachweisbar ist.

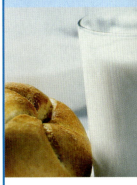

Nie verkehrt: eine regelmäßige und abwechslungsreiche Ernährung. Allein damit können Migräneattacken deutlich weniger werden.

ren ab, ist ein spezifischer Effekt von speziellen Diäten in der Therapie von Kopfschmerzen durch kontrollierte wissenschaftliche Studien bisher jedoch nicht nachgewiesen.

Elektrostimulation

Die Stimulation des Nackens oder anderer Körperteile mit elektrischem Strom wird bei Kopfschmerzen schon seit über 100 Jahren eingesetzt. Heute werden Strombehandlungen in Form von »transkutaner elektrischer Nervenstimulation« (TENS) oder »Punktueller transkutaner elektrischer Nervenstimulation« (PuTENS) angeboten. Beide Verfahren verwenden Hautelektroden, über die der Strom durch die Haut (= transkutan) Nerven stimulieren kann. Von Geräteanbietern werden die Verfahren zur Vorbeugung von Migräneattacken empfohlen. Wissenschaftliche Studien zeigen, dass sich nur bei einigen Patienten zeitweise Besserung erzielen lässt.

> Die beiden Methoden der Elektrostimulation unterscheiden sich in der Art der Elektroden: Es werden entweder großflächige oder punktuelle Elektroden eingesetzt.

Fokalsanierung

Chronische Infekte, insbesondere im Bereich der Zähne, sollen zur Entstehung von chronischen Erkrankungen führen. Durch eine Beseitigung des Krankheitsherdes (= Fokus) soll die Erkrankung verschwinden. Therapeutisch werden deshalb kranke Zähne saniert, manchmal auch das gesamte Gebiss entfernt. Eine Wirksamkeit in der Therapie von Kopfschmerzen durch kontrollierte wissenschaftliche Studien ist bisher ungeklärt.

Hypnose

Die Hypnose ist eine besondere, vertiefte Entspannungsmethode. Für einige Anwendungsgebiete ist ihre Wirksamkeit zweifelsfrei belegt. Bis heute gibt es jedoch keine Studie, die belegt, dass diese Methode bei Kopfschmerzen effektiv ist.

KÄLTE- UND WASSER-
ANWENDUNGEN

Kältetherapie

Die Anwendung von Kälte bei Kopfschmerzen, die so genannte Cryotherapie, ist ein altes Verfahren. Man legt kalte Umschläge bzw. Eisbeutel um die Schläfen oder trägt spezielle Kühlgels auf. Durch den Kälteeffekt sollen sich die Blutgefäße zusammenziehen. Einige Studien zeigen, dass diese Methoden bei leichten Kopfschmerzen einen angenehmen Effekt haben können, aber als eigenständiges Therapieverfahren nicht ausreichen.

Kneipp-Therapie

Wassertreten, Wechselbäder, Knie-, Schenkel-, Arm- und Gesichtsgüsse werden bei Kopfschmerzen empfohlen. Kontrollierte Studien zur Wirksamkeit, die wissenschaftlichen Kriterien genügen, stehen aus. Da die Kneipp-Therapie jedoch weit mehr umfasst als nur die Wasseranwendungen – vor allem einen ausgeglichenen Lebensstil propagiert –, wäre eine prophylaktische Wirkung aufgrund dieser Aspekte im Bereich des Möglichen.

Nackenmassagen

Es gibt bis heute keine kontrollierte wissenschaftliche Untersuchung, ob Massagen bei Migräne hilfreich sein können. Im Gegenteil berichten manche Patienten, dass durch Massagen sogar Migränettacken ausgelöst werden können.

Neuraltherapie

Die Neuraltherapie versucht u. a., Störfelder durch Injektionen von Lokalanästhetika zu beheben. Diese Therapieform wird für verschiedenste Erkrankungen eingesetzt. Ein Effekt in der Therapie von Kopfschmerzen bzw. Migräne durch kontrollierte wissenschaftliche Studien ist ungeklärt.

Es wurden auch Magnetfelder verschiedener Stärke gegen Kopfschmerzen eingesetzt. Studien, die eine Wirksamkeit bei Kopfschmerzen belegen, sind nicht bekannt.

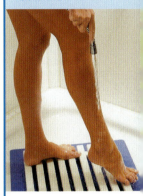

Kalte Güsse nach Pfarrer Kneipp fördern die Durchblutung und tun dem ganzen Körper gut – ein spezifisches Mittel gegen Migräne sind sie aber nicht.

Psychophonie

Unter dem Kunstwort »Psychophonie« wird mit dem Slogan »Hör dich gesund« für ein Therapieverfahren geworben, das neben einer Vielzahl von Erkrankungen – z. B. Schlafstörungen, Depression usw. – auch gegen Migräne wirksam sein soll. Das Verfahren besteht aus mehreren Schritten. Zunächst wird ein Elektro-Enzephalogramm (Hirnstrommessung = EEG) abgeleitet, das in einen Computer eingelesen wird. Von Bedeutung soll sein, dass dieses EEG außerhalb der Zeitphase einer Migräneattacke abgeleitet wird. Die elektrischen Ströme werden anschließend durch den Computer in hörbare Klänge umgewandelt. Der Patient erhält dann eine Tonbandkassette mit dieser »Musik«. Diese Kassette soll regelmäßig angehört werden. Ziel ist, das Gehirnerregungsmuster hörbar zu machen, um eine Entspannung für das Gehirn zu ermöglichen. Das Verfahren ist bisher nicht ausreichend wissenschaftlich geprüft worden. Es handelt sich auch nicht um ein Biofeedback-Verfahren, da die aktuelle EEG-Aktivität nicht zurückgemeldet und aktiv beeinflusst werden kann.

> Bei der Psychophonie handelt es sich nach Meinung vieler Ärzte nur um die Darbietung eines immer wieder gleichen Tonstückes, das im besten Fall eine unspezifische Entspannung ermöglicht.

Schlafkuren

Während der Schlafkur werden Patienten in einen leichten Dämmerschlaf über mehrere Tage versetzt. Die Schlaftiefe erlaubt jedoch noch den Gang zur Toilette. Ein Effekt in der Therapie von Kopfschmerzen ist durch kontrollierte wissenschaftliche Studien bisher nicht nachgewiesen.

Schlangen-, Spinnen- und Skorpiongifte

Das Einspritzen von Giften stammt aus dem chinesischen Kulturkreis und wird heute noch von Heilpraktikern eingesetzt. Die Gifte sollen auf das Nerven- und Immunsystem wirken. Eine nachvollziehbare Erklärung für diese Therapiemethode existiert nicht.

NICHT ALLES IST
HARMLOS

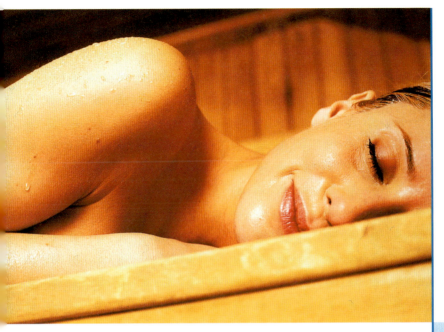

Saunabesuche können die Befindlichkeit verbessern. Bei einigen Menschen sind sie jedoch Auslöser von Migräneattacken. Kontrollierte Studien zur Wirksamkeit bei Kopfschmerzen sind nicht bekannt. Denkbar wäre jedoch, dass die ausgleichende Wirkung der Sauna auf das vegetative Nervensystem eine positive Rolle für die Prophylaxe spielen könnte.

Stellatum-Blockaden

Dabei werden Lokalanästhetika in das Ganglion stellatum (Nervenknotenpunkt am Hals) gespritzt. Man glaubt, damit Durchblutungsstörungen zu beheben. Ein Effekt in der Therapie von Kopfschmerzen ist bisher nicht nachgewiesen worden.

Zahnbehandlungen

Obwohl zweifelsfrei Kopf- und Gesichtsschmerz durch Störungen des Kausystems verursacht werden können, gibt es bis heute keine gesicherten Hinweise dafür, dass die Migräne durch solche Anomalien verursacht wird. Manchmal werden Zahnspangen oder Aufbissschienen bei Migräne angeraten. Studien, die die Wirksamkeit solcher Therapien bei Migräne belegen, liegen jedoch nicht vor.

Auch unkonventionellen Methoden müssen für den Patienten »praktikabel« sein: Das bedeutet, sie müssen zeitlich in seinen Alltag passen, bezahlbar sein – und vor allem müssen sie ihn an Körper und Seele unversehrt lassen. Dies trifft nicht auf alle Verfahren zu.

Frauen und Kinder leiden häufiger unter Migräne – aber welche Faktoren könnten dabei eine Rolle spielen? Auch erfahren Sie hier, welche Besonderheiten bei der Behandlung zu berücksichtigen sind.

Besonders betroffen – Frauen und Kinder

Die gar nicht seltenen Sonderfälle der Migräne

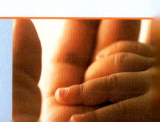

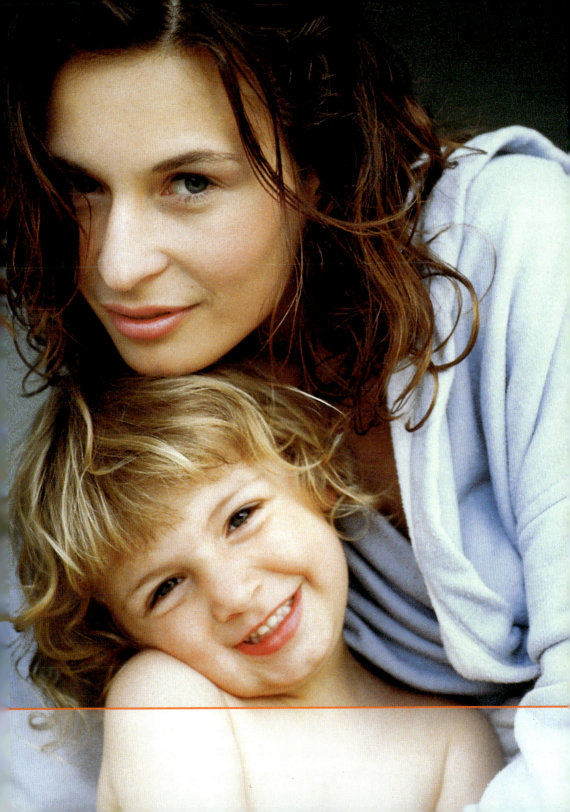

Die Rolle der weiblichen Hormone

Der Begriff der menstruellen Migräne findet sich in vielen Texten zum Thema Kopfschmerz. Er scheint so eindeutig, dass ihn lange kaum jemand infrage gestellt hat. Forschungsergebnisse haben jedoch gezeigt, dass diese als selbstverständlich angesehene Verbindung zwischen Hormonen, Menstruation, Schwangerschaft, Menopause, Antibabypille und Migräne relativiert werden muss.

Menstruation und Migräne

Will man den zeitlichen Zusammenhang zwischen Menstruation und Migräne definieren, so macht es Sinn, den Zeitraum auf die Tage der Regelblutung selbst sowie drei Tage davor und danach festzusetzen. Berücksichtigt man dieses Kriterium, so ergibt die Statistik, dass maximal eine von 20 migränekranken Frauen zu dieser Gruppe gehört. Aus klinischen und experimentellen Studien wissen wir, dass der auslösende Faktor in einem Absinken des Östrogenspiegels zu finden ist. Der absolute Hormonspiegel – ob er also hoch oder niedrig ist – scheint dagegen keine Rolle zu spielen, nur das plötzliche Absinken. Bei entsprechend empfindlichen Frauen lässt sich die Migräneattacke folgerichtig durch die Gabe von Östrogen – also ein künstliches Stabilisieren des Östrogenspiegels – verhindern.

Weitergehende Analysen der Hormonkonzentrationen ergaben bisher kein einheitliches Bild: Weder die Werte des Follikelstimulierenden Hormons (FSH) noch des Luteinisierenden Hormons (LH) unterscheiden sich bei Patientinnen mit einer menstruell gebundenen Migräne von denen gesunder Kontrollgruppen.

> Es scheint recht nahe liegend, Migräneattacken mit dem weiblichen Hormonzyklus in Verbindung zu sehen. Tatsächlich trifft aber z. B. der Begriff der menstruellen Migräne nur auf einen geringen Teil der betroffenen Patientinnen zu.

Behandlung der menstruellen Migräne

Aufgrund des zeitlichen Zusammenhangs mit der Menstruation lag es nahe, hormonelle Therapieverfahren einzusetzen. Doch es zeigte sich, dass weder Hormonpflaster noch Östrogene in Tablettenform die Attacken verhindern konnten.

Einzig der Einsatz von Östrogen in Form eines auf die Haut auftragbaren Gels hat sich in plazebokontrollierten Doppelblindstudien als wirksam erwiesen. Allerdings sind entsprechende Präparate in Deutschland derzeit leider nicht zugelassen. Das Gel wird zwei Tage vor der erwarteten Migräneattacke aufgetragen und in den nächsten sieben Tagen weiter angewendet. Durch diese einfache Maßnahme kann bei den betroffenen Patientinnen mit großer Zuverlässigkeit die Auslösung der Migräneattacke verhindert werden.

Voraussetzung dafür ist natürlich, dass tatsächlich dieser enge, ausschließliche Zusammenhang zwischen dem Hormonspiegelabfall und der Migräneattacke besteht. Dieses ist, wie bereits beschrieben, nur relativ selten der Fall. In allen anderen Fällen gilt für die Therapie der menstruellen Migräne das, was für die Behandlung der Migräne in den vorigen Kapiteln erläutert wurde.

> Die Migräne macht meist Pause oder tritt deutlich schwächer auf, wenn man ein Baby erwartet. Ob bei wiederholten Schwangerschaften der positive Effekt auf die Migräne allmählich nachlässt, ist bisher unklar.

Schwangerschaft und Migräne

Die Migräne ist von besonderer Bedeutung für eine mögliche oder bestehende Schwangerschaft. Zum einen ergibt sich die Frage, wie eine Migräne während der Schwangerschaft zu behandeln ist, insbesondere welche Medikamente indiziert oder kontraindiziert sind. Zum anderen sorgen sich betroffene Patientinnen, ob die Schwangerschaft durch die Migräneerkrankung bedroht wird. Schließlich ist von Bedeutung, welche Auswirkungen die Schwangerschaft auf den Verlauf der Migräneattacken haben kann.

BESONDERS BE-TROFFEN – FRAUEN UND KINDER

Ein willkommener Nebeneffekt der Schwangerschaft: Meist treten Migräneattacken nur noch selten und in abgeschwächter Form auf oder sind sogar wie weggeblasen! Vermutet wird ein Zusammenhang mit dem erhöhten und ausgeglicheneren Hormonspiegel während dieser Zeit.

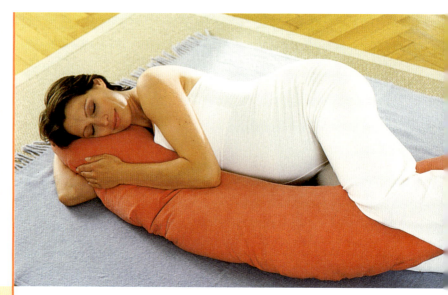

Nach der Entbindung klagt knapp die Hälfte der Patientinnen in der ersten Woche über ein erneutes Auftreten von Kopfschmerzen, vorwiegend Kopfschmerz vom Spannungstyp, jedoch auch Migräne.

Schwangerschaft lindert Migräne

Es gibt kaum eine bessere prophylaktische Maßnahme für Migräneattacken als die Schwangerschaft. Aus Studien ist bekannt, dass bei fast 70 Prozent der betroffenen Patientinnen eine deutliche Verbesserung oder sogar ein völliges Ausbleiben der Migräne während der Schwangerschaft zu beobachten ist. Dieser Effekt zeigt sich insbesondere in den letzten zwei Dritteln der Schwangerschaft.

Die Ursache für die zum Teil spektakuläre Verbesserung der Migräne während der Schwangerschaft ist bisher völlig offen. Allerdings werden verschiedene Hypothesen diskutiert. Zunächst wird angenommen, dass die erhöhten Konzentrationen von Östrogen und Progesteron und deren konstante Spiegel während der Schwangerschaft die Basis für die Verbesserung sind. Andere Erklärungen gehen davon aus, dass ein veränderter Serotoninstoffwechsel während der Schwangerschaft sowie eine erhöhte Konzentration von endogenen Opioiden

(Endorphine) für die Verbesserung verantwortlich sind. Eine entscheidende Bedeutung allerdings scheint die veränderte Lebensweise während der Schwangerschaft zu haben: Schwangere Frauen ernähren sich in der Regel bewusster, haben einen regelmäßigen Schlaf-wach-Rhythmus, vermeiden Alkohol und Nikotin, versuchen, stressfreier zu leben, und sind im Arbeitsprozess weniger beansprucht.

Behandlung während der Schwangerschaft

Generell gilt, dass eine medikamentöse Therapie während der Schwangerschaft – wenn irgend möglich – zu vermeiden ist. Ganz besonders gilt dies natürlich für prophylaktische Maßnahmen, bei denen täglich Medikamente eingenommen werden müssen. Diese Medikamente (Betarezeptorenblocker, Flunarizin und die Serotoninantagonisten) dürfen während der Schwangerschaft grundsätzlich nicht eingenommen werden.

Dies ist insbesondere von Bedeutung, wenn eine Schwangerschaft geplant oder auch nur möglich ist. Zur Vorbeugung von Migräneattacken empfehlen sich entsprechend – wie sonst auch – in erster Linie Verhaltensmaßnahmen wie Entspannungsübungen und das Meiden der auslösenden Faktoren.

Medikamentöse Prophylaxe?

Bei extrem schweren Migräneverläufen während der Schwangerschaft – insbesondere bei der Migräne mit Aura – sollte man Magnesium zur Vorbeugung versuchen. Der Effekt von Magnesium auf den Migräneverlauf war in klinischen Studien zwar insgesamt gering, in Einzelfällen jedoch außerordentlich eindrucksvoll.

Zur Therapie des arteriellen Bluthochdrucks während der Schwangerschaft verschreibt der Arzt im Allgemeinen Propranolol – also ein

> Da gerade junge Frauen Medikamente zur Vorbeugung bei schweren Migräneverläufen einsetzen, muss der Arzt sie auf die Notwendigkeit einer sicheren Verhütung hinweisen.

> **BESONDERS BE-TROFFEN – FRAUEN UND KINDER**

> Keinesfalls dürfen werdende Mütter Ergotamine wie Ergotamintartrat und Dihydroergo-tamin einnehmen. Die Substanzen füh-ren während der Schwangerschaft zu einer Verkrampfung der Gebärmutter. Zudem hat sich Ergotamin als embryoschädigend erwiesen.

Mittel, das auch erfolgreich zur Migräneprophylaxe verwendet wird. Dabei haben sich keine fruchtschädigenden Wirkungen ergeben. Dennoch sollte man Propranolol während der Schwangerschaft zur Migräneprophylaxe nur sehr zurückhaltend einsetzen und lediglich als letzte Möglichkeit erwägen.

Die Akuttherapie

Es gibt nur sehr wenig Literatur zur Wirksamkeit und Verträglichkeit von Medikamenten in der Therapie der Migräneattacke während der Schwangerschaft, in Hinblick auf die Geburt und beim Stillen. Bevorzugt sollte man zur Akutbehandlung von Migräneattacken während der Schwangerschaft 20 Milligramm Metoclopramid und 1000 Milligramm Paracetamol einnehmen. Falls Paracetamol nicht ausreichend wirksam ist, muss man 1000 Milligramm Acetylsalicylsäure als Alternative in Betracht ziehen. Hier gibt es allerdings Hinweise darauf, dass es zu Missbildungen des Fetus kommen kann.

Für den Einsatz von Triptanen in der Schwangerschaft liegen derzeit noch keine ausreichenden Daten vor. Zwar gibt es Berichte von Schwangerschaften, die während einer Therapie mit Sumatriptan aufgetreten sind, wobei sich keine Probleme gezeigt haben. Bis jedoch ausreichend Erfahrungen vorliegen, dürfen Triptane während Schwangerschaft und Stillzeit nicht eingesetzt werden.

Die Antibabypille als Auslöser?

Bei hartnäckigen und schwer zu behandelnden Migräneattacken wird häufig die Antibabypille als Schuldiger ausgemacht. Betrachtet man die Fakten jedoch genauer, so zeigt sich in »wasserdichten« (doppelblinden und plazebokontrollierten) Studien keine eindeutige Verbindung. Auch das Neuauftreten von Migräneattacken im

Zusammenhang mit der Einnahme der Antibabypille wird immer wieder diskutiert. Da die Migräne besonders häufig in der zweiten Lebensdekade auftritt – also genau in der Zeit, in der meist auch erstmalig die Antibabypille eingenommen wird –, ergibt sich zumindest ein statistischer Zusammenhang. Ob es sich dabei aber um einen ursächlichen Zusammenhang handelt, ist derzeit unklar.

Das Risiko Schlaganfall

Neue Studien haben ergeben, dass das Risiko von Schlaganfällen bei Migräne um den Faktor 2 bis 3 erhöht ist. Da die Antibabypille dieses Risiko zusätzlich erhöht – insbesondere im Zusammenhang mit dem Rauchen –, sollte bei plötzlichem Auftreten von neurologischen Störungen (z. B. Schwindel, Lähmungen, Sprachstörungen usw.) möglichst umgehend eine neurologische Untersuchung vorgenommen werden. Dies gilt auch, wenn unerwartete Kopfschmerzattacken auftreten, die auch täglich in Erscheinung treten können.

Wechseljahre und Migräne

Es wird häufig die Meinung vertreten, dass die Migräne im höheren Lebensalter allmählich »ausbrennt«, also an Häufigkeit und Intensität abnimmt. Studien zeigen jedoch, dass bei mehr als 50 Prozent der Betroffenen während der Wechseljahre und danach noch keine Veränderung des bisherigen Migräneverlaufs zu beobachten ist. Bei etwa 47 Prozent der Patientinnen zeigt sich sogar eine Verschlechterung ihres Leidens.

Sogar heute noch wird manchen Patientinnen mit schweren Migräneattacken eine Gebärmutter- oder Eierstockentfernung zur Migräneprophylaxe zugemutet. Dies hat aber nachweislich keinerlei Einfluss auf den Verlauf einer Migräne.

> Hormontherapien im höheren Lebensalter können die Migräne nicht beeinflussen. Entsprechend gilt in dieser Situation, dass die Migränetherapie wie sonst auch durchgeführt werden sollte.

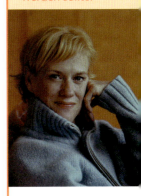

Seien Sie gewappnet: Die Wechseljahre bringen zwar viele Veränderungen – die Migräne bleibt einem aber leider häufig weiterhin erhalten.

BESONDERS BE-
TROFFEN – FRAUEN
UND KINDER

Migräne – ein echter Spielverderber

Wie bereits ab Seite 15 detailliert beschrieben, hat sich die Migräne-häufigkeit bei Kindern zwischen den frühen 1970er und 1990er Jahren verdreifacht. Dieser Befund muss uns zu denken geben und sollte zu Konsequenzen im schulischen, aber auch häuslichen Bereich führen. Auf den folgenden Seiten wird geschildert, auf welche Besonderheiten man bei der kindlichen Migräne achten muss, auf welche Weise sich am besten vorbeugen lässt und wie die medikamentöse Behandlung bei Kindern aussehen sollte.

Parallel zum Erwachsenenalter stehen beim Auftreten der Aura besonders visuelle Störungen im Vordergrund. In der Literatur wird die Häufigkeit der visuellen Aura bei Migräneattacken im Kindesalter zwischen 9 und 50 Prozent angegeben. Weitere häufige Aurasymptome sind Lähmungen, Empfindungs- und Sprachstörungen.

Was bei Kindern anders verläuft

Im Kindesalter gelten für die Migräne die gleichen diagnostischen Kriterien wie im Erwachsenenalter, jedoch mit Ausnahme der kürzeren Attackendauer von 2 bis 72 Stunden. Neben den bei Erwachsenen auftretenden Begleitstörungen gibt es jedoch bei Kindern noch zusätzliche, die ebenfalls von diagnostischer Bedeutung sein können.

So bestehen bei den betroffenen Kindern während der Attacke Herzrasen, Blässe oder Hautrötung, Befindensveränderungen, Durst, Appetit, Harndrang oder Müdigkeit. Sie können erhöhte Temperatur aufweisen, können gähnen oder unruhig sein und geben auch in anderen Körperregionen Schmerzen an, insbesondere im Bauchbereich. Im Vordergrund stehen außerdem Störungen wie Appetitlosigkeit, Übelkeit, Erbrechen, Durchfall und verstärkte Abwehrspannung der Bauchdecke. Aurasymptome können genauso wie bei Erwachsenen ausgeprägt sein und in ihrer ganzen Vielfalt auftreten.

Migräneähnliche Störungen

Migräneähnliche Störungen, so genannte Migräneäquivalente, treten bei Kindern im Magen-Darm-Bereich auf. Typischerweise besteht die Symptomatik in Übelkeit, Erbrechen, Unwohlsein, Darmbewegungen oder weiteren unspezifischen Symptomen, wobei keine Kopfschmerzen zusätzlich auftreten.

Zeigen sich solche Störungen periodisch, sollte man stets auch an die Möglichkeit eines Migräneäquivalents denken. Wenn hingegen neurologische Störungen im Sinne einer Migräneaura ohne Kopfschmerzphase auftreten, so spricht man nicht von einem Migräneäquivalent, sondern von einer Migräneaura ohne Kopfschmerz.

Mögliche Attackenauslöser

Gerade bei Kindern ist es wichtig, dass die Therapie nicht allein auf die Behandlung von Symptomen ausgerichtet ist. Sie muss vielmehr das seelisch-körperliche Gleichgewicht erhalten oder wiederherstellen, die Organismusfunktionen stärken und möglichen Krankheitsmechanismen vorbeugen. Im Folgenden werden einige Faktoren genannt, die als Auslöser der kindlichen Migräne infrage kommen. Sollten Sie feststellen, dass das eine oder andere im Zusammenhang mit der Migräne Ihres Kindes stehen könnte, können Sie meist durch einfache Maßnahmen eine Änderung herbeiführen.

Ganz wichtig – der Blutzuckerspiegel

Bei plötzlichen Schwankungen des Blutzuckerspiegels können gerade im Kindesalter Migräneanfälle ausgelöst werden. Ein zu stark erniedrigter Blutzuckerspiegel (Hypoglykämie) ist immer dann zu erwarten, wenn das Kind ausgeprägt Sport treibt oder sich einfach viel bewegt und dabei zu wenig Nahrung zu sich nimmt bzw. Mahlzeiten

Wenn Ihr Kind von Migräne betroffen ist, sollten Sie Faktoren wie Umwelt, soziale Umstände, Lebenseinstellungen, Stress, Lebensgewohnheiten und Ernährung genau prüfen.

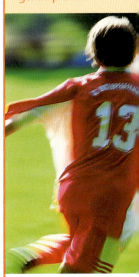

Viel Bewegung ist gut für Ihr Kind, aber körperliche Höchstbelastungen wie beim Fußballspielen können manchmal Migräneattacken auslösen.

auslässt, wenn es extrem lange schläft, wenn Nahrungsmittelallergien oder -unverträglichkeiten vorliegen oder das Kind zuckerkrank ist und zu hohe Insulindosen gespritzt bekommt.

Im Fall eines zuckerkranken Kindes müsste mit dem Arzt die Insulindosis neu besprochen werden. Für alle anderen Fälle gilt: Sorgen Sie dafür, dass Ihr Kind häufig kleine, aber ernährungsphysiologisch ausgewogene Mahlzeiten zu sich nimmt. Die Mahlzeiten sollten sich möglichst aus so genannten komplexen Kohlenhydraten zusammensetzen. Dazu zählen Vollkornprodukte, Nudeln, Kartoffeln und Reis. Auch sollten Nahrungsmittel eiweißreich sein und möglichst ungesättigte Fettsäuren beinhalten. Ebenfalls wichtig: viel Gemüse.

> Kinder, die nach langen Schlafperioden Migräneattacken erleiden, sollten kurz vor dem Zubettgehen noch eine kleine kohlenhydratreiche Mahlzeit bekommen (z. B. feingemahlenes Bircher-Benner-Müsli).

Körperlicher Stress

Ein wichtiger Auslöser von Migräneanfällen bei Kindern ist körperlicher Stress. Er entsteht, wenn Kinder unregelmäßig zu Bett gehen, wenn sie exzessiv Sport treiben, sich unregelmäßig ernähren, aber auch durch schwüles Wetter, große Hitze, plötzliche Wetterveränderungen, schlecht gelüftete Räume, überhitzte Aufenthaltsbereiche, starke Gerüche, plötzlich veränderte Lichtverhältnisse, Lärm, Kälte und Windzug. Gegen das Wetter lässt sich nicht viel machen, wohl aber gegen die übrigen genannten Faktoren. Versuchen Sie, das Leben Ihres Kindes so regelmäßig wie möglich zu gestalten. Sollte Sport der auslösende Faktor sein, bieten sich Sportarten wie Schwimmen, Laufen oder Radfahren an, die zu weniger starken Leistungsspitzen führen als beispielsweise Fußball.

Psychischer Stress

Ein unregelmäßiges Leben, Anspannung, Ängste, Leistungsdruck und psychische Überlastung sind ganz wesentliche Auslöser für Migräneanfälle bei Kindern. Allzu häufiges und langes Fernsehen, exzessives Computerspielen, laute und aufpeitschende Musik sowie extrem viele Termine am Nachmittag lösen bei zahlreichen Kindern Migräneanfälle aus. Auch wenn Ihr Kind rebelliert – sorgen Sie für Gleichmaß durch:

▸ Eine strenge Begrenzung des täglichen Medienkonsums mit möglichst festen und limitierten Fernsehzeiten

▸ Ein ebenso limitiertes Arbeiten am Computer

▸ Beschränken von Freizeit- oder Nachmittagsveranstaltungen auf wenige, aber regelmäßige Aktivitäten

▸ Fest eingeplante Ruhephasen zur Erholung mit Spaziergängen oder Spielen in ruhiger Umgebung

Ernährungsfaktoren

Speisen oder Getränke können unmittelbar Kopfschmerzen auslösen. Andere Substanzen können bei Entzug permanente Kopfschmerzen auslösen. Ebenfalls möglich ist ein Mangel an bestimmten Nahrungsbestandteilen. Aus diesem Grund sollten Sie der richtigen Ernährung viel Aufmerksamkeit widmen.

In einer englischen Studie wurden die bedeutsamsten Auslöser von Migräneattacken bei Kindern zwischen dem 3. und 18. Lebensjahr im Bereich der Ernährung untersucht. Sieben Nahrungsmittel lösen danach besonders häufig Kopfschmerzen aus (in Klammern der Prozentsatz betroffener Kinder):

▸ Kuhmilch (30 Prozent)

▸ Eier (27 Prozent)

▸ Schokolade (25 Prozent)

▸ Orangen (24 Prozent)

▸ Weizenprodukte (24 Prozent)

▸ Käse (15 Prozent)

▸ Tomaten (15 Prozent)

Das Essen sollte feste Zeiten haben. Dazu gehören bei Kindern auch Zwischenmahlzeiten am Vormittag und am Nachmittag. Sonstige Kühlschrankbesuche und Naschen außerhalb dieser Zeiten sollten Sie unterbinden.

BESONDERS BETROFFEN – FRAUEN UND KINDER

Es zeigte sich, dass der überwiegende Anteil der Kinder auf mehrere Nahrungsmittel empfindlich ist. Die Studie erbrachte aber noch eine weitere und ermutigende Botschaft: 93 Prozent der untersuchten Kinder wurden innerhalb von drei Wochen beschwerdefrei, wenn die entsprechenden Nahrungsmittel nicht mehr konsumiert wurden.

> Auch Koffein kann bei Kindern zu Migräne führen. Es ist z. B. enthalten in Schokolade, koffeinhaltigen Limonaden und selbstverständlich in Kaffee und Schwarztee.

Eiscreme und andere Kaltspeisen

Kalte Speisen wie Eiscreme, aber auch eisgekühlte Getränke können Schmerzen am Gaumen, im Bereich der Stirn, der Nase, der Schläfen, den Wangen und auch im Bereich der Ohren verursachen. Man spricht dann vom so genannten Eiscremekopfschmerz. Dieser ist zwar einerseits ein eigenständiger Kopfschmerz, kann jedoch andererseits dazu führen, dass Migräneattacken ausgelöst werden.

Wenn Ihr Kind eine solche Anfälligkeit hat, sollten Sie darauf achten, dass es kalte Speisen nur langsam und bedächtig verzehrt und eisgekühlte Getränke ganz vermeidet.

Natriumglutamat und Pökelsalz

Natriumglutamat befindet sich als Geschmacksverstärker in Saucen, Suppen, Maggi, Mayonnaisen, Salatdressings, Kartoffelchips, Tiefkühlkost, gerösteten Nüssen und vielen konservierten Nahrungsmitteln. Natriumglutamat kann Migräneattacken auslösen, aber auch Symptome wie Erröten, Druckschmerz auf der Brust, Gesichts- und Bauchkrämpfe.

Nahezu alle Fleischprodukte enthalten Natriumnitrat bzw. Natriumnitrit. Dieses als Pökelsalz bekannte Geschmacks- und Konservierungmittel führt zu einer leichten Rötung der Fleisch- und Wurstwaren und kann bei entsprechend empfindlichen Kindern Kopfschmerzen auslösen. Enthalten ist es insbesondere in Schinken, Kasseler, bestimmten Aufschnitten und Salami.

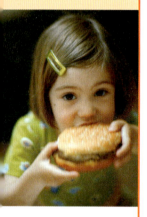

Fastfood mögen zwar fast alle Kinder gern – eine ausgeglichene gesunde Ernährung ist aber besonders wichtig zur Vorbeugung gegen den quälenden Kopfschmerz.

UNVERTRÄGLICHE
NAHRUNG

Darauf sollten Sie beim Essen achten

▶ Ihr Kind sollte langsam und in Ruhe essen und gründlich kauen. Für die Hauptmahlzeiten sollte man sich mindestens 40 Minuten Zeit nehmen.

▶ Die alte Regel »Es wird gegessen, was auf den Tisch kommt« ist völlig falsch. Sobald Ihr Kind satt ist, sollte es mit dem Essen aufhören dürfen, auch wenn der Teller noch nicht leer ist.

▶ Die Nahrung sollte möglichst leicht bekömmlich, gut zubereitet und gut verdaulich sein.

▶ Am Abend keine »Festmahle« mehr! Bei Feierlichkeiten ist das natürlich schwer durchzuhalten. Doch denken Sie dran: Die Quittung folgt eventuell am nächsten Tag mit einer Migräneattacke.

▶ Sorgen Sie dafür, dass Ihr Kind reichlich trinkt, am besten Mineralwasser und Kräutertees. Kinder vergessen das Trinken oft.

▶ Letzter, aber wichtigster Punkt: Achten Sie darauf, dass Ihr Kind keine Mahlzeit auslässt. Durch drei feste Hauptmahlzeiten und zwei bis drei fest eingeplante Zwischenmahlzeiten pro Tag können ein konstanter Blutzuckerspiegel gehalten und Migräneattacken vermieden werden.

Aminosäuren

Als Migräneauslöser verdächtig ist vor allem die Aminosäure Tyramin. Sie ist in hoher Konzentration in Hering, Trauben, Tomaten, Kohl, Rotwein, gealtertem Käse, Zitrusfrüchten, Nüssen, Hefeprodukten, Feigen, Sojabohnen, Rosinen und geräucherten Fleischwaren enthalten. Schokolade enthält neben dem Koffein auch Tyramin, vor allem aber die Aminosäure Phenylalanin in hoher Konzentration. Auch Phenylalanin kann zu einer Störung der Gefäßregulation im zentralen Nervensystem führen und Migräneattacken auslösen.

Es wird angenommen, dass bei migräneanfälligen Kindern der Abbau der Aminosäuren Tyramin und Phenylalanin verlangsamt ist und daher durch zu hohe Konzentrationen Kopfschmerzen ausgelöst werden.

BESONDERS BETROFFEN – FRAUEN UND KINDER

Wenn wichtige Nährstoffe fehlen

Bei einer ausgeglichenen Nahrungsmittelzufuhr sollte ein Mangel an Spurenelementen, Vitaminen und Mineralstoffen eigentlich nicht vorkommen. Doch die moderne Ernährung mit Fastfood und stark bearbeiteten Nahrungsmitteln kann leicht zu einem Mangel an B-Vitaminen, Eisen und Magnesium führen. Neben Kopfschmerzen können dann Nervosität, Reizbarkeit, Müdigkeit, Vergesslichkeit, Stimmungsschwankungen, Muskelschwäche sowie Kribbeln in Händen oder Füßen auftreten. Der Arzt kann über das Blutbild und eine direkte Bestimmung der Konzentration von Vitamin B6, Vitamin B12 und Folsäure einen Mangel leicht feststellen. Magnesium ist insbesondere für die Erregbarkeit von Zellen im Nervensystem und im Gesamtorganismus von sehr großer Bedeutung. Reduzierte Magnesiumspiegel können zu einer deutlichen Müdigkeit, Reizbarkeit, Kopfschmerzen, Schlaflosigkeit und Muskelkrämpfen führen. Liegen entsprechende Störungen vor, empfiehlt sich eine Therapie mit einem Multivitaminpräparat. Bei Magnesiummangel kann ein magnesiumhaltiges Präparat über vier Wochen regelmäßig verabreicht werden.

Bei jungen Mädchen können bei Einsetzen der Regelblutungen auch Eisenmangelsymptome bestehen. Dazu zählen neben Kopfschmerzen Schwindel, Gewichtsabnahme, Blutarmut, Verstopfung, verminderter Appetit und allgemeine Schwäche. Hier hilft ein Multivitaminpräparat, das idealerweise auch Eisen enthält und dadurch die Eisenvorräte entsprechend wieder aufbaut.

Allergische Reaktionen

Heuschnupfen als allergische Reaktion auf Pflanzenpollen tritt in zeitlicher Abhängigkeit von der jeweiligen Blütezeit auf. Bestehen dagegen permanente Reizerscheinungen, kann es sich um allergische Reaktionen gegen pollenähnliche Stoffe handeln, z. B. Allergie auf den Kot der Hausstaubmilbe, die so genannte Hausstauballergie. Weitere häufige Allergien bestehen gegen Haare, Vogelfedern und Schimmelpilze. Neben Kopfschmerzen zeigen sich häufig Tränenfluss, gerötete Augen, laufende oder verstopfte Nase, Juckreiz und Niesanfälle. Bei solchen Symptomen sollte ein Allergologe aufgesucht werden, um eine spezifische Testung und Therapie einzuleiten.

ALLERGIEN UND
SCHADSTOFFE

Chemische Reizstoffe

Viele chemische Substanzen können bei übermäßiger Einwirkung Kopfschmerzen oder Migräneattacken auslösen. Folgende Stoffe sind besonders häufig Kopfschmerzauslöser:

- Autoabgase
- Benzin und Ölprodukte
- Chlorkohlenwasserstoffe
- Deodorants
- Fabrikabgase
- Farbstoffe
- Formaldehyd
- Holzstaub
- Insektizide

- Kohlenstaub
- Lösungsmittel in Klebstoffen, Farben und anderen Materialien (auch in vielen Bastelklebern)
- Mehlstaub
- Organische Phosphatverbindungen
- Parfums
- Zementstaub

Gerüche

Kinder sind besonders sensibel für intensive Gerüche. Dabei spielt es keine Rolle, ob diese Gerüche normalerweise als unangenehm oder angenehm empfunden werden. Geruchsstoffe mit Kopfschmerz auslösenden Substanzen befinden sich im Tabakrauch, Raumdeodorants oder auch Parfums.

Lichtveränderungen

Auch ständig wechselnde Lichtverhältnisse können Migräneanfälle auslösen. Oft wird der Schreibtisch des Kindes vor einem Fenster aufgestellt, damit das Kind möglichst natürliches Licht für die Arbeit an den Hausaufgaben hat. Doch die ständige Anpassung an die Hell-Dunkel-Situation – der Wechsel von Sonne und Wolken, beim Hinausblicken und wieder zurück auf das Aufgabenheft – ist ein perma-

Kopfschmerzen können bei Kindern auch durch äußeren Kopfdruck ausgelöst werden, z. B. durch Haarbänder und -reifen, Stirnbänder, Mützen, Schwimmbrillen o. Ä.

BESONDERS BE-TROFFEN – FRAUEN UND KINDER

Wenn Ihr Kind besonders häufig in der Schule Migräneanfälle hat, sollten Sie dort einmal den Sitzplatz Ihres Kindes inspizieren.

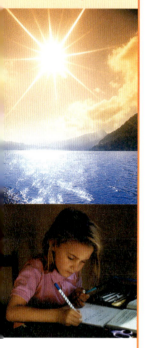

Glitzernde Lichtreflexe reizen das Nervensystem. Achten Sie auf gute und blendfreie Beleuchtung am Arbeitsplatz Ihres Kindes.

nenter Stressfaktor für das Nervensystem. Aus diesem Grund sollte der Schreibtisch immer an eine Wand gestellt und der Einfall von direktem Sonnenlicht vermieden werden. Ähnliche Probleme treten auf beim Blick auf glitzerndes Wasser, Schneeglitzern, Autofahrten mit Blick in das direkte Sonnenlicht sowie das Flackerlicht in Diskotheken (vor allem in Verbindung mit Lärm).

Kinder brauchen eine besondere Medikation

Hinsichtlich der Behandlung mit Medikamenten ergeben sich deutliche Unterschiede zum Erwachsenen. So ist es gerade im Kindesalter zwingend notwendig, dass die Medikation zum frühestmöglichen Zeitpunkt erfolgt.

▸ Man beginnt zunächst mit der Gabe eines Medikaments gegen Übelkeit – Domperidon (10 Milligramm oral oder als Zäpfchen), um eine verbesserte Resorption und Wirkung des Schmerzmittels zu erreichen und gleichzeitig gegen Übelkeit und Erbrechen vorzugehen. Die Dosierung muss bei Kindern besonders vorsichtig erfolgen, da schwere Muskelfunktionsstörungen als Nebenwirkung auftreten können. Dies gilt umso mehr bei Einsatz von Metoclopramid, weshalb Domperidon hier das Mittel der Wahl ist.

▸ Etwa 15 Minuten danach können Sie Ihrem Kind ein Schmerzmittel geben. Hier empfiehlt sich bei Kindern unter zwölf Jahren in erster Linie Paracetamol. Wenn Paracetamol nicht ausreichend wirksam ist, kann auch Dihydroergotamin in Tablettenform (2 Milligramm) eingesetzt werden.

▸ Leidet Ihr Kind unter ausgeprägter Übelkeit und Erbrechen, sollten Sie ihm das Mittel gegen Übelkeit sowie das Schmerzmittel als Zäpfchen geben.

BEGRENZT
EINSETZBAR –
MEDIKAMENTE

Medikamentöse Prophylaxe

Die medikamentöse prophylaktische Therapie im Kindesalter gestaltet sich noch schwieriger und komplizierter als beim Erwachsenen. Sollte das Kind aber häufig unter Migräne leiden und zudem sehr darunter leiden, so sollten Sie mit dem Arzt eine prophylaktische Medikamenteneinnahme besprechen. Dabei gilt es immer zu bedenken, dass Nebenwirkungen der infrage kommenden Mittel im Kindesalter häufiger und schwerer sind als bei Erwachsenen.

Was für die medikamentöse Prophylaxe des Erwachsenen gilt – möglichst nur ein Präparat –, gilt im Kindesalter besonders. Verschiedene Medikamente sollten nicht in Kombination gegeben werden.

Bevor eine medikamentöse Prophylaxe beim Kind erwogen wird, sollten jedoch alle anderen Möglichkeiten der verhaltensmedizinischen Prophylaxe (Seite 72ff.) intensiv ausprobiert werden. In der Regel sind diese Methoden bei null Nebenwirkungen mindestens ebenso wirksam wie die medikamentöse Methode.

> Wichtig: Die Medikamente Ergotamintartrat und Sumatriptan sind im Kindesalter nicht angezeigt. Zur Vorbeugung von Migräneattacken spielen psychologische Verfahren, insbesondere Entspannungsmethoden, eine noch größere Rolle als bei Erwachsenen.

Wenig Auswahl zur Vorbeugung

Vorbeugende Medikamente gegen Migräne sollten Kindern nur nach gründlicher Abwägung aller Risiken gegeben werden. Die wichtigsten Prophylaxemittel für das Kind sind Betablocker, wie z. B.

- ► Metoprolol oder Propranolol
- ► Cyclandelat
- ► Pestwurz
- ► Pizotifen

Wie die Therapie im Einzelnen auszusehen hat, müssen Sie mit einem erfahrenen Arzt besprechen. Eine Liste von Anlaufstellen, die Ihnen in der Schmerztherapie erfahrene Ärzte in Ihrer Nähe nennen können, finden Sie unter www.schmerzklinik.de.

Wichtige Kontaktadressen
Selbsthilfegruppen

Selbsthilfegruppen sind ein sehr wichtiger Bestandteil einer effektiven Behandlung von Kopfschmerzen. Über Selbsthilfegruppen sowie schmerztherapeutisch tätige Ärzte in Ihrer Umgebung können Sie sich entweder bei Ihrer Krankenversicherung, im Internet unter www.schmerzklinik.de oder bei folgenden Adressen informieren:

Überregional
AOK-Selbsthilfeservice
Schmerzklinik Kiel
Heikendorfer Weg 9–27
24149 Kiel
Tel.: 04 31/2 00 99 39
Fax: 04 31/2 00 99 99

Deutsche Schmerzliga
Rossmarkt 23
60311 Frankfurt am Main
Tel.: 0 69/29 98 80-75
Fax: 0 69/29 98 80-33

Migräne Liga e. V.
Westerwaldstraße 1
65462 Ginsheim-Gustavsburg

NAKOS Nationale Kontakt- und Informationsstelle zur Anregung und Unterstützung von Selbsthilfegruppen der Deutschen Arbeitsgemeinschaft Selbsthilfegruppen e. V.
Albrecht-Achilles-Straße 65
10709 Berlin
Tel.: 0 30/8 91 40 19
Fax: 0 30/8 93 40 14

Aktive Schmerzhilfe e. V.
Gemeinnütziger Selbsthilfeverein
Postfach 206, 47702 Krefeld
Tel.: 02 51/76 17 97

Regional
Baden-Württemberg
Landesarbeitsgemeinschaft der Kontakt- und Informationsstellen für Selbsthilfegruppen Baden-Württemberg
c/o KISS Stuttgart, Waltraud Trukses
Marienstraße 9
70178 Stuttgart
Tel.: 07 11/6 40 61 17
Fax: 07 11/6 07 45 61

Bayern
Landesarbeitsgemeinschaft der Selbsthilfekontaktstellen in Bayern
c/o Die MITARBEIT e. V.
Hannes Lachenmair
Einsteinstraße 111, 2. OG
81675 München
Tel.: 0 89/4 70 65 03
Fax: 0 89/6 88 53 05

WICHTIGE ADRESSEN

Berlin

SELKO e. V., Verein zur
Förderung von Selbsthilfe-
kontaktstellen in Berlin
Karin Stötzner
Albrecht-Achilles-Straße 65
10709 Berlin
Tel.: 0 30/8 92 66 02
Fax: 0 30/8 93 54 94

Bremen

Selbsthilfe-Unterstützerstellen
(Sehunt)
c/o Bremer Gesundheitsladen
e. V., Jobst Pagel
Braunschweiger Straße 53 b
28205 Bremen
Tel.: 04 21/4 98 86 34
Fax: 04 21/4 98 42 52

Hamburg

c/o KISS Altona
Astrid Estorff-Klee
Gaußstraße 21
22765 Hamburg
Tel.: 0 40/39 57 67
Fax: 0 40/39 60 98

Hessen

Hessische Arbeitsgemein-
schaft der Kontaktstellen für
Selbsthilfegruppen, c/o Kontaktstelle für Selbsthilfegruppen, Jürgen Matzat
Friedrichstraße 33
35392 Gießen
Tel.: 06 41/7 02 24 78

Nordrhein-Westfalen

Arbeitsgemeinschaft
Kontakt und Informations-
stellen für Selbsthilfe
und Selbsthilfegruppen in
Nordrhein-Westfalen
AG KISS NW
c/o Wiese e. V.
Dr. Karl Deiritz
Pferdemarkt 7
45127 Essen
Tel.: 02 01/20 76 76
Fax: 02 01/20 74 08

Rheinland-Pfalz

Selbsthilfebüro am
Ministerium für Arbeit,
Soziales und Gesundheit
Christiane Gerhardt
Bahnhofstraße 9
55021 Mainz
Tel.: 0 61 31/16 20 07
Fax: 0 61 31/16 43 75

Saarland

KISS Kontakt- und
Informationsstelle für
Selbsthilfegruppen im
Saarland
Beate Ufer
Hafenstraße 4
66111 Saarbrücken
Tel.: 06 81/37 57 38-9
Fax: 06 81/37 57 48

Sachsen

Landesarbeitsgemeinschaft der Selbsthilfekontaktstellen Sachsens (LAG SKS)
c/o KISS Meißen–Dresden-Land
Jana Graedtke, Regina Riedel
Dr. Wilhelm-Külz-Straße 4
01445 Radebeul
Tel.: 03 51/8 38 71 60

Sachsen-Anhalt

Landesarbeitsgemeinschaft der Selbsthilfekontaktstellen Sachsen-Anhalt
c/o Kontaktstelle für Selbsthilfegruppen in der Altmark, Frau Roßberg
Nicolaistraße 21
34576 Stendal
Tel.: 0 39 31/71 28 55
Fax: 0 39 31/71 28 55

Schleswig-Holstein

c/o KISS Lübeck, Irene Machmar
Schmiedestraße 7
23539 Lübeck
Tel.: 04 51/1 22 53 77
Fax: 04 51/1 22 53 90

Thüringen

Thüringer Selbsthilfeplenum e. V., Kerstin Strähmel
Rathenaustraße 10
07745 Jena
Tel.: 0 36 41/61 53 60
Fax: 0 36 41/61 53 60

CDs für Entspannungsübungen

Speziell für den Einsatz bei Kopfschmerzen wurden von Hartmut Göbel folgende CDs entwickelt:

▸ Progressive Muskelrelaxation nach Jacobson

▸ Multimediale Entspannung. Das Entspannungstraining zur Vorbeugung von Migräne und Kopfschmerzen

▸ Tiefenentspannung durch Aktivatmung. Stressfrei, entspannt und regeneriert in 15 Minuten

▸ Relievision. Visualisierung zur Akuttherapie von Migräne, Spannungskopfschmerzen und Rückenschmerzen

Die genannten CDs können bestellt werden bei:
NEURO-MEDIA GmbH, Gesellschaft für Therapiemedien
Zum Hegenwohld 15 a
24214 Noer
Fax: 0 43 46/3 60 04
Internet: www.neuro-media.de

Weiterführende Literatur

▶ *Diener, H. C.:* Wirksame Hilfe bei Migräne. Trias. Stuttgart 1999
Hier finden Sie einen kompakten und prägnanten Überblick über
die neurologischen Therapiemöglichkeiten bei Migräne.

▶ *Gerber, Wolf-Dieter:* Kopfschmerz und Migräne. Goldmann.
München 2000
Das Buch gibt eine fundierte Zusammenfassung der verhaltensme-
dizinischen Behandlung von Migräne und anderer Kopfschmerzen.

▶ *Göbel, Hartmut:* Erfolgreich gegen Kopfschmerzen und Migräne.
Springer-Verlag. 3. Auflage, Berlin/Heidelberg 2002
Für Betroffene und Interessierte werden Entstehung und zeitgemä-
ße Behandlung der häufigsten Kopfschmerzformen wie Span-
nungs-, Cluster- und medikamenteninduzierte Kopfschmerzen, Tri-
geminusneuralgie u.v. a. m. beschrieben. Prof. Dr. Hartmut Göbel
informiert über alle aktuellen Möglichkeiten einer erfolgreichen
Kopfschmerzbehandlung.

▶ *Göbel, Hartmut:* Die Kopfschmerzen – Ursachen, Mechanismen,
Diagnostik und Therapie in der Praxis. Springer-Verlag. 2. Auflage,
Berlin/Heidelberg/New York 2003
In diesem für Ärzte und Therapeuten geschriebenen Standartwerk
finden Sie das gesamte aktuelle Wissen zur Entstehung, Diagnostik
und Behandlung aller heute bekannten Migräne- und Kopfschmerzformen.

▶ *Stiftung Warentest:* Handbuch Medikamente 2002. Vom Arzt
verordnet, für Sie bewertet. 5. Auflage, Düsseldorf 2002
Dieses Buch durchleuchtet kritisch die am häufigsten verordneten
Medikamente. Klare Bewertungen und das Aufzeigen möglicher
Wechsel- und Nebenwirkungen machen die Anwendung von Arz-
neimitteln transparent und schaffen Überblick.

ÜBER DIESES BUCH

Hinweis
Das vorliegende Buch ist sorgfältig erarbeitet worden. Dennoch erfolgen alle Angaben ohne Gewähr. Weder Autor noch Verlag können für eventuelle Nachteile oder Schäden, die aus den im Buch gegebenen praktischen Hinweisen resultieren, eine Haftung übernehmen.

Textbearbeitung: Bernd Neumann

Bernd Neumann war nach seinem Studium in verschiedenen Redaktionen tätig, u. a. als Ressortleiter Medizin bei FIT FOR FUN und als Redaktionsleiter von FIT FOR FUN-Online. Heute ist er selbstständiger Journalist und Buchautor mit den Fachgebieten Wissenschaft und Medizin.

Bildnachweis

Botanik-Bildarchiv Laux, Biberach/Riß: 140; Corbis, Düsseldorf: 3 (Lester Lefkowitz), 43 (Lou Cardonnay), 71 (Michael Keller); gettyimages, München: U1 re. (Matt Lambert), 22 (Jeff Mermelstein), 51 (Bruce Ayres), 157 (Julie Toy), 166 u. (Pascal Crapet); Göbel Hartmut, Kiel: 53, 119; IFA-Bilderteam, Taufkirchen: 96 (Comnet); Jump, Hamburg: 31, 37, 79, 82, 84, 154 (K. Vey), 60, 70 (Annette Falck); König Christian: 68; Mauritius, Mittenwald: U1 li., 42, 74, 150 (age fotostock), 2 (Stock Image), 110 (Filser), 159 (E. Geb-hardt), 166 o. (Scholz); photonica, Hamburg: 25 (Arthur Tress), 137 (Attard); Südwest Verlag, München: 26, 147 (Jump/K. Vey), 55 (Ingolf Hatz), 62 o. (Felbert & Eickenberg) und u. (Michael Holz), 64, 145 (Barbara Bonisolli), 83 (Susanne Kracke); The Image Bank, München: 10 (David Paul Prod.), 24 (Studio MDM), 49 (White/Packert), 105 (Color Day Production), 151 (Britt Erlanson); Zefa, Düsseldorf: 11 (Masterfile), 19, 131 (A. B.), 58, 149 (Möllenberg), 100 (Masterfile/J. Benard), 101 (Meyer), 162 o. (Peisl)

Impressum

Südwest Verlag (ein Unternehmen der Ullstein Heyne List GmbH & Co. KG)

© 2003 Ullstein Heyne List GmbH & Co. KG, München Alle Rechte vorbehalten. Nachdruck – auch auszugsweise – nur mit Genehmigung des Verlags.

Redaktion: Dr. Marion Onodi
Projektleitung: Nicola von Otto
Redaktionsleitung: Ernst Dahlke
Bildredaktion: Sabine Kestler

Produktion: Angelika Kerscher (Leitung), Gabriele Kutscha
Layout: Zero, München
Umschlagkonzept: Lohmüller Werbeagentur, Berlin
Umschlag: Reinhard Soll
DTP: Mihriye Yücel, Wörthsee
Grafiken: Detlef Seidensticker
Technische Produktion: lithotronic, Frankfurt/M. Alcione, I-Trento

Printed in Italy
Gedruckt auf chlor- und säurearmem Papier

ISBN 3-517-06674-5

Register

Abgeschlagenheit 33, 37
Adaptationssyndrom 59
Akupressur **145**
Akupunktur **143f.**
Akutmedikation 132f.
Alkohol 63, 65, 76, 155
Allergien 164
Almogran 127
Almotriptan 113, **124**
Aminosäuren 163
Amitriptylin 138
Analgetikazubereitung/
 -art 105
Anastomosen 113
Anfälle, epileptische 37
Angina pectoris 17, 37, 68
Ängstlichkeit 32, 37f., 104
Ankündigungssymptome 112
Antibabypille 152, **156f.**
Antidepressiva,
 trizyklische 135
Antiemetika 108
Appetitlosigkeit 32, 158
Aretaios von
 Kappadokien 44
Arteriosklerose 17
Arthritis 68
Arztbesuch 20, 22
Ascotop 127
Aspartam (Süßstoff) 66
Aspirin 109
Aspirin Migräne 110
ASS 109f.
Asthma bronchiale 141
Atenolol 138
Aura 28f., 48f., 55f., 113, 134,
 155, 159
Aura, persistierende 36
Ausdauertraining 78
Ausschlaftag =
 Migränetag 62

Autogenes Feedback 87f.
Autogenes Training (AT) 81
Autoinjektor → Glaxopen
Acetylsalicylsäure 22, 107,
 109f., 112, 131, 138, 156

Bauchmigräne bei
 Kindern 39
Bauchschmerzen 32, 37, 39
Behandlungspass 73
Belohnungstag 77
Benzoesäure 65
Betarezeptorenblocker 52,
 135, 141, 155
Bewegung, schmerz-
 verstärkende 31, 78
Biken 79
Biofeedback-Therapie
 80, **86ff.**
Biofeedback-Therapie,
 Nachteile 88f.
Blähungen 32, 39
Blässe 32, 39, 46f., 158
Blutflussgeschwindigkeit
 86f.
Blutgefäße, periphere 87
Bluthochdruck 17, 26, 46f.,
 67f., 114, 156
Blutvolumenpuls-Biofeed-
 back 88
Botulinum Toxin A **141**
Brechreiz 12, 54
Brustenge/Brust-
 schmerzen 37

China-Restaurant-
 Syndrom 65f.
Chiropraktik 145
Cluster-Kopfschmerz
 13, 135
Coping-Fähigkeiten 60
COX-2-Hemmer 116
Cross-over-Studien,
 randomisierte 67

Cryotherapie → Kälte-
 therapie
Cyclandelat 138, 167

Darmträgheit 37
Dauerkopfschmerzen
 → Kopfschmerzen,
 medikamenteninduzierte
Dauermedikation → Prophy-
 laxe, medikamentöse
Depressivität 32, 37f., 76
Deutsche Migräne- und
 Kopfschmerzgesellschaft,
 Empfehlungen **138f.**
Dexamethason 128
Diabetes mellitus 160
Diagnosestellung 23, 26, **72ff.**
Diäten **145f.**
Diazepam 128
Dihydroergotamin 138
Diltiazem 138
Dipyridamol 68
Domperidon 107ff., 166
Doxepin 138
drug holiday 104, 135
Durchfälle, periodische 38

EEG (Elektro-Enzephalo-
 grafie) 50f., 148
Eier 161
Eingeweideschmerz 46f.
Eiscremekopfschmerz 162
Eispickelkopfschmerz 33
Elektrolytkonzentrationen
 55
Elektrostimulation **146**
Eletriptan **124f.**
Endorphine 155
Entspannung 57, 62, 77, **8off.**,
 155, 170
Entspannung/
 Stress/Migräne
 (Bedingungsfolge) 60
Entzugskopfschmerz 104

173

Entzündung, neurogene 50, 53, 56
Entzündungsmediatoren 49
Epidemiologie 14
Erbrechen 12, 27, 31f., 38, 46f., 54, 104, 106ff., 113, 116, 122, 158f., 166
Ergometer 79
Ergotalkaloide 68, 113, 136
Ergotamine 113f.
Ernährungsfaktoren 62, **161f.**
Erschöpfung 33
Evers-Diät 145

F. X. Mayr-Diät 145
Fehlerquellen **129ff.**
Fieber 38, 104
Flunarizin 132, 138, 155
Fluoxetin (Racemat) 138
Föhn 68, 76
Fokalsanierung **146**
Frauen und Migräne 14, 16, **152ff.**
Frieren/Frösteln 47
Frittiertes 63
Frova 127
Frovatriptan 113**, 126**

Gabapentin 138
Gähnen, ausgeprägtes 112
Gastritis 109
Gemüse 63, 160
Gereiztheit 37f., 112
Geruchsempfindlichkeit 12, 165
Getreideprodukte 63
Gewichtsveränderungen 32
Glaxopen 117f., 131
Glucose-6-Phosphat-Dehydrogenasemangel 110
Glutamat 65f.
Grippaler Infekt 27

Harndrang 158
Herzinfarkt 17, 37, 46, 68, 114
Herzklopfen 37

Herzkrankheit, koronare 17, 133
Herzmigräne (kardiale Migräne) 37
Hirninfarkt, migränöser 134
Hirntumor 27
Hormon
– Follikelstimulierendes (FSH) 69, 152
– Luteinisierendes (LH) 69, 152
Hormone 69, 152
→ Östrogen/Progesteron
Hyperaktivität 37, 112
Hyperventilieren 37
Hypnose **146**
Hypoglykämie (Unterzuckerung) 37, 159
Hypothese
– neurogene 49
– vaskuläre 49, 53

Ibuprofen 107, **111,** 138
ICD-10 26
Imigran 127
Indometacin 68
Infarkt, migränöser 36, 135
Infusionsbehandlung 105
Insulin 160
Internationale Kopfschmerzgesellschaft (IHS) 26

Joggen 79
Jungen und Migräne 15f.

Kaffee 62f., 66
Kältetherapie **147**
Käse 64f., 161, 163
Kieler Kopfschmerzfragebogen **39ff.**
Kinder und Migräne 14f., 39, 115, **158ff.**
Kneipp-Therapie 147
Koffein 68 → Kaffee

Kombinationspräparate 131
Kompetenz, soziale 91
Konkordanztherapie **93f.**
Kontaktadressen **168ff.**
Kopfschmerzen
– des Spannungstyps 13, 26f., 30, 135
– medikamenteninduzierte **102ff.,** 130, 133
– symptomatische 27
Kopfschmerzerkrankungen allgemein 13, 18, 26
Kopfschmerzform bestimmen 27f.
Kopfschmerzhäufigkeit 105
Kopfschmerzmittel, Einnahmeverhalten 105f.
Kopfschmerztagebuch 27, 28, 29, 72, 73, 76, 95, 98
Kopfschmerzursachen aus Patientensicht 19
Körpersignale wahrnehmen 89, 97
Kreislaufstörungen 104
Kribbeln 29, 55, 115, 164
Kuhmilch 161

Lähmungserscheinungen 29, 157
Lärmempfindlichkeit 12, 27, 33, 47, 57, 113, 122
Lebensrhythmus 50, 54
→ Tagesablauf, geregelter
Lebenssituationen, alltägliche **91f.**
Levomepromazin 128
Lichtempfindlichkeit 12, 27, 33, 47, 57, 113, 122
Lichtveränderungen 165f.
»Light«-Getränke 66
Lisinopril 141
Lisurid 138

REGISTER

Liveings, Edward 45
Lysinazetylsalizylat 128

Mädchen und Migräne 15f.
Magenlähmung 108
Magnesium 55, 138, 155, 164
Magnetresonanztomo-
gramm (MRT) 34, 36
Männer und Migräne 16
MAO-Hemmer 108
Massagen 57
Maxalt 127
Mechanismen, mentale 57
Medikamente 22, **67f.**, 76,
102ff.
– bei Ankündigungs-
symptomen 112
– Vorbeugung → Prophy-
laxe, medikamentöse
Medikamentenauswahl nach
Begleitmerkmalen 139
Medikamentenbesprechung
97
Medikamentendosierung
131
Medikamentenpause 104
Meeresfrüchte 63
Menopause 152
Menstruation 37, 68f.,
76, 142, **152f.**
Meridiane 144
Methysergid 132, 135, 138
Metoclopramid **107ff.**, 128,
131, 156, 166
Metroprolol 138, 167
Migräne
– abdominelle 39
– als Durchblu-
tungsstörung 47f.
– als Entzündung 49
– Anfälle 12, 27
– Attacken lindern/
vorbeugen **72ff.**
– Attackenauslöser 58ff.

– Attackenfrequenz
31, 34f., 72
– Auftreten nach Lebens-
alter 16
– Auslöser-Checkliste **75f.**
– Begleitsymptome 32
– Betroffene 13ff.
– chronische 34f.
– Dauer einer Attacke 31
– Entstehung 44ff.
– familiäre Erblichkeit 17
– kardiale → Herzmigräne
– Komplikationen 36f.
– menstruelle 37, **142f.**, **152f.**
– mit verlängerter
Aura 29
– retinale 34
– Sonderformen 33ff.
– typische Verhaltens-
faktoren 17
– volkswirtschaftliche
Bedeutung 13f.
– Vorboten 28
– Worterklärung 30
Migräneentstehung 19
Migräneformen, interna-
tionale Klassifikation 35
Migränereaktions-
bereitschaft 75
Migräneprophylaktika,
pflanzliche **140**
Migränetheorie, neurolo-
gisch-verhaltensmedi-
zinische **53ff.**
Minderdurchblutung 48
Molkereiprodukte 63
Muskelspannungen 46
Mutterkraut → Tanacetum
parthenium

Nackenmassagen **147**
Nadolol 138
Nahrungsmittel 54,
62ff., 76

Naproxen 107, **111,** 112, 120, 138
Naramig 127
Naratriptan 112f., 115, **119f.**,
142f.
Natriumglutamat 162
Nervenbotenstoffe 54
Nervengewitter 45
Nervensystem
– vegetatives 78, 81
– zentrales 28f., 121, 163
Neuraltherapie **147**
Neuropeptide 113
Neurotransmitter 54,
56f., 113
Nifedipin 68
Nikotin 155
Nimodipine 138
Non-REM-Schlaf 61

Oberflächenschmerz 46
Orangen 161
Östrogene 68f., 152ff.

Parazetamol 22, 107, **110,** 131,
156, 166
Paroxetin 138
Patientenseminar **94ff.**
Pestwurz (Petasites
spissum) **140,** 167
Phenazon 107
Phenylalanin 163
Pizotifen 138, 167
Plazebo 64, 67, 120, 137, 141
Pökelsalz 65, 162
Prämenstruelles
Syndrom 37
Progesteron 69, 154
Progressive Muskelrelaxa-
tion 61, **81ff.**, 94, 97
Propanolol 138, 156, 167
Prophylaxe, medikamentöse
80, 94, **132ff.**, 167
Psychophonie **148**
Pubertät 39

175

Qi (Lebensenergie) 144

Reboundkopfschmerzen 104
Reizabschirmung 130
Reiz-Reaktions-Modell 58f.
Reizstoffe, chemische 165
Relpax 127
REM-Phasen 61
Reserpin 68
Rizatriptan 113, **122f.**
Rotwein 63f., 163

Schlafbedürfnis,
   gesteigertes 33, 38
Schlafkuren **148**
Schlaflosigkeit 37
Schlafphasen 61
Schlaf-wach-Rhythmus 54, **61f.**
Schlaganfall 36f., 47, 68,
   114, 157
Schlangen-/Spinnen-/
   Skorpiongifte **148**
Schmerz
   – somatischer 46
   – viszeraler 46
Schmerzbewältigung 98
Schmerzmittel 22, 36
Schoenen, Jean 50
Schokolade 63f.
Schulter-/Nackenmus-
   kulatur 57
Schwangerschaft **153ff.**
Schwimmen 79
Schwindel 29, 39, 104, 157
Schwitzen 46
Sehstörungen 29, 34
Sekt 63
Selbstbehandlung
   – Informationsquellen 21
   – richtige 106
Selbstbeobachtung, genaue
   28, 90, 95, 130
Selbsthilfegruppen 94, 168ff.
Selbstsicherheitstraining **90f.**

Selye, Hans 58
Serotonin 54, 155
Silberstein, amerikanischer
   Neurologe 141
Sodbrennen 32
Sozialkompetenz (Tipps) 92
Sportarten, richtige **79**
Sprachstörungen 29, 157
Spreading Depression 55
Stammhirn 57
Status migränosus 36,
   128ff., 134
Stellatum-Blockaden **149**
Stickstoffmonoxid 67f.
Störungen
   – migräneartige 38
   – neurologische 29
Stress 18f., 54, 58ff., 76, **89ff.**,
   95f., 160f.
Stressanalyse **97f.**
Stressbewältigungstraining
   89f.
Stress-Entspannung-Migrä-
   ne (Bedingungsfolge) 60
Stressinduktionen 97f.
Stressoren 59f., 78, 97
Stresstagebuch 90
Stundenplan erstellen 77
Sumatriptan
   – als Nasenspray 118f.
   – als Spritze 117
   – als Zäpfchen 118
   – Filmtabletten 116f.

Tagesablauf, geregelter **76f.**
Tanacetum parthenium 138,
   140
Tartrazin 65
Tee 63
Therapieverfahren, psycholo-
   gische **80ff.**
Tiagabin 138
Tiefenentspannung 98
Tiefenschmerz 46

Timolol 138
Tomaten 161, 163
Tonträger 170
Topiramat 138
Trepanationen 44
Triggerfaktoren 54, **58f.**, 62ff.
Triggerpunktinjektionen 57
Triptane 48, 107, **113ff.**, 130,
   133, 156
   – Regeln 114f.
   – Wirkweise 113
Tyramin **64, 163**

Übelkeit 12, 27, 32, 38f., 46f., 54,
   104, 106ff., 113, 116f., 159, 166
Übergewicht 79
Umstellungskopfschmerzen
   104
Umweltfaktoren 17
Unruhe 104

Valproinsäure 135, 138
Vasokonstriktionstraining 88
Veränderungs-
   beurteilungsskala 59
Verhaltensreaktionen,
   angemessene 91f.
Vitamin B2 138, **141**
Vitamin C 109

Walking 79
Wärmeanwendungen 57
Wechseljahre **157**
Weltgesundheitsorgani-
   sation (WHO) 26
Wetterfaktoren **68f.**, 76
Willis, Thomas,
   britischer Arzt 45
Wirbelsäulenleiden 68

Zahnbehandlungen **149**
Zäpfchen 106
Zitrusfrüchte 63f., 163
Zittern 47
Zolmitriptan 113, **121f.**
Zwerchfellatmung 86